# Die Herzfrequenz-Methode

Zu Weihnachte 2000
von
Christine + Konrad.

Sally Edwards

# Die Herzfrequenz-Methode

## Das individuelle Gesundheitsprogramm

Aus dem Amerikanischen von
Dr. med. V. Weißmann, C. Weißmann
und J. Stark-Städele

Urania

## Bei Urania erschienen:

*Susanne Ahrndt:* **Verborgene Heilkräfte in der Nahrung.**
112 S., 26 Abb., Broschur. ISBN 3-332-00514-6
*Dr. Hasso Engel, Friederike Sturm:* **Brain & Body Training.**
192 S., 153 Abb., Broschur. ISBN 3-332-00667-3
*Wolf Weigel:* **Stress positiv meistern.**
64 S., 9 Abb., Broschur. ISBN 3-332-00595-2
*Sonja Carlsson:* **Die neue große Tabelle der Kalorien und Nährstoffe.**
128 S., Broschur. ISBN 3-332-00578-2

Die Deutsche Bibliothek – Einheitsaufnahme
**Edwards, Sally:**
Die Herzfrequenz-Methode : das individuelle Gesundheitsprogramm / Sally Edwards.
Aus dem Amerikan. von V. Weißmann ... -Berlin . Urania, 1999
ISBN 3-332-00513-8

ISBN 3-332-00513-8
© 1999 by Urania Verlag in der Dornier Medienholding GmbH, Berlin
02 01 00     5 4 3 2

Titel der amerikanischen Originalausgabe:
SALLY EDWARDS' HEART ZONE TRAINING
published by Adams Media Corporation, Holbrook, MA 02343, USA
Copyright © 1996 by Sally Edwards
Übersetzung: Dr. med. V. Weißmann, C. Weißmann, J. Stark-Städele
Die Schreibweise entspricht den Regeln der neuen Rechtschreibung.

Umschlaggestaltung: Behrend & Buchholz, Hamburg
Titelbild: Bavaria Bildagentur
Lektorat: Dr. Marianne Jabs, Jeanette Stark-Städele
Gestaltung und Satz: Typografik & Design
Druck: Druckerei Magdeburg
Printed in Germany
Gedruckt auf alterungsbeständigem Papier mit chlorfrei gebleichtem Zellstoff

*Dieses Buch ist allen gewidmet,*
*die sich immer wieder mit Fitnessprogrammen*
*und Diäten herumplagten.*
*Starten Sie mit diesem Trainingsprogramm*
*noch einen letzten Versuch.*
*Es wird funktionieren – ein Leben lang.*
*Denn es umfasst Körper, Seele und Geist.*
*Wie – davon handelt dieses Buch.*

# Inhalt

# Vorwort

von Dr. med. W. Heepe, Berlin
Facharzt für Innere Medizin
und Marathonläufer

Gesundheits- und Fitnessbücher haben häufig den Charme von Dampflokomotiven und sind mit ihrer Empfehlungsstruktur kaum genießbar. Das liegt zum Teil in der Natur des Sache. Es ist ein schwieriges Unterfangen, Sport unter gesundheitlichen Aspekten in die normale Lebens- und Arbeitswelt zu integrieren. Noch schwieriger ist es, wenn dieses Tun auch noch Spaß machen soll.

Da braucht man die klassisch amerikanische Mentalität einer Sally Edwards – und schon geht's los. Sie teilt das Training in fünf Zonen ein und versucht, jeder Zone einen eigenen Fitnessgedanken zuzuweisen. Ganz nebenbei stellen ihre Zonen nicht nur Leistungsbereiche dar, sondern werden zu »Identifikations-Zonen« für jeden, der sich in Sachen Fitness und Herzgesundheit auf die Piste begibt.

Sally Edwards integriert mit ihrer Methode eine halbe Kleinstadt von Menschen, die sie uns in Fallbeispielen vorstellt und für ihr Training begeistert. Sie hinterfragt ständig die Entwicklung dieser Menschen, gibt Rückkopplung, lebt mit ihren Trainingsbefohlenen und entwickelt sich mit ihnen. So entsteht zwischen den Belastungsstufen der Herz-Zonen und den unerlässlichen Kontrollmechanismen ein Ping-Pong-Effekt, der auf einer klaren und wohldurchdachten Methode beruht.

**Nie wieder einsam und verbissen trainieren!**

Sally Edwards versteht ihr Handwerk und kennt die Trainingswirkungen genau. Sie weiß, dass man im Training jede Sekunde sinnvoll nutzen sollte und Sport aus jeder Möglichkeit, Bewegung zu erleben, ableiten kann. Das heißt: Sportliche Betätigung gehört nicht ausschließlich in den Sportverein oder auch nur in bestimmte Tageszeiten, wo er mehr oder weniger als Pflicht und Notwendigkeit absolviert wird, sondern kann jederzeit erlebt werden. Von diesem Ansatz lebt die Herzfrequenz-Methode.

Wer diesen Ansatz nachvollzieht, findet unter den vielen Bekannten, die Sally Edwards ihm vorstellt, bald ein Identifikationsmuster und kann sich nun der Spur dieses amerikanischen Laufbruders oder der Laufschwester angleichen. Hier liegt der besondere Reiz dieses Buches, und hier unterscheidet es sich wohltuend von all der im deutschen Sprachraum vorhandenen Sport- und Gesundheitsliteratur. Es vermittelt – typisch amerikanisch im besten Sinn – die Freude am Miteinander und Füreinander, hier in Sachen Sport.

**Qualitätsurteil vom Fachmann: Sehr gut.** Als Mediziner und mehr noch als jemand, der sein Leben der Prävention und dem gesundheitsorientierten Sport verschrieben hat, bin ich Sally Edwards' Herzfrequenz-Methode anfangs mit Skepsis begegnet. Diese Skepsis hat sich bei näherem Hinsehen verflüchtigt. Die Herz-Zonen dieses Buches entsprechen Zuordnungen, die wir aus der klassischen Sportmedizin ableiten können. Der wissenschaftliche Gehalt der Herzfrequenz-Methode ist hieb- und stichfest und in der Darstellung dem Verständnis von Laien angepasst. Alle, die nach dieser Methode trainieren, werden ihrer Gesundheit einen Dienst erweisen – und dabei ohne Zweifel ungleich mehr Spaß haben als bei herkömmlichen Fitness-Ratgebern.

Ich wünsche dem Buch einen erfolgreichen Weg.

Dr. med. W. Heepe

# Einführung – Los geht's!

Ich mag keine langatmigen Einleitungen. Und ich hasse es, herumzusitzen und etwas über Fitness zu lesen, wenn ich in der gleichen Zeit etwas für meine Fitness tun könnte. Besser ist, wir lernen uns kurz kennen und steigen gleich ins Training ein.

Ich heiße Sally Edwards und möchte mit diesem Buch Ihr Leben verändern. Schon immer standen für mich Gesundheit und Fitness im Vordergrund, angefangen bei meinem Studium der Sportwissenschaften, meiner Tätigkeit beim Roten Kreuz bis hin zu meinen Erfolgen als Profisportlerin. Mit zunehmendem Alter wurde mir immer klarer, dass Fitness nicht nur der Schlüssel zur Gesundheit, sondern auch zum Glück ist. Und jetzt, mit 48 Jahren, bin ich der festen Überzeugung, dass die Herzfrequenz-Methode den besten Weg zu allumfassender Fitness darstellt, den ich je kennen gelernt habe.

Der Herzfrequenz-Methode liegt die Tatsache zugrunde, dass jeder Mensch einzigartig ist. Aus diesem Grunde kann kein Fitnessprogramm jedem Menschen dasselbe Resultat garantieren. Langweilige Diäten und langweilige Trainingsprogramme gibt es zur Genüge. Sie »verkaufen« jedem von uns die gleiche Idee, den gleichen Plan, den gleichen Ablauf. Und so ist es nicht verwunderlich, dass kaum jemand die versprochenen, sensationellen Ergebnisse erreicht. Die Herzfrequenz-Methode dagegen berücksichtigt Ihre Individualität. Die Rückmeldungen Ihres Körpers bestimmen Ihren persönlichen Fitnessplan.

**Es gibt kein Fitnessprogramm, das für alle taugt.**

Und noch ein weiterer Grundsatz liegt der Herzfrequenz-Methode zugrunde: Echte Fitness bedeutet fit sein fürs Leben. Um

dauerhafte Wirkung zu zeitgen, muss Fitness zur Lebensform
werden. Viele Modediäten und Fitnessratgeber führen die Menschen im Grunde genommen hinters Licht: Ja, mit einem 30-
Tage-Diätplan kann man fünf Kilo abnehmen; aber wirkt er auch
auf lange Sicht? Wollen Sie zukünftig jeden Tag nur noch Salat
knabbern und ständig Liegestütze machen? Für uns alle gilt es,
dauerhaft fit zu bleiben. Dazu brauchen wir ein Trainingsprogramm, das zu unserem Lebensstil passt und die zur Verfügung
stehende Übungszeit optimal ausnutzt – die Herzfrequenz-Methode
Wer sind Sie eigentlich? Sind Sie die 27-jährige berufstätige Mutter, die ein paar Kilo abnehmen will (sofern sie überhaupt die
Zeit dazu findet)? Oder der 42-jährige Wochenend-Trimmpfad-
läufer, der allmählich seine Kondition verbessern will? Sind Sie
der 61-Jährige, in dessen Familie häufig Herzerkrankungen auf-
getreten sind? Ungeachtet Ihres Alters, Geschlechts, Gewichts
oder Ihrer gegenwärtigen körperlichen Verfassung haben Sie alle
ein gemeinsames Ziel: Sie wollen ein langes, gesundes und glück-
liches Leben führen – deshalb habe ich dieses Buch geschrieben.
Nun wollen wir aber nicht noch mehr Zeit verlieren, sondern
endlich etwas  tun: Messen wir zunächst unseren Herzschlag,
d. h. unsere Herzfrequenz.

## Die Bestimmung der Herzfrequenz

Es gibt zwei Möglichkeiten, die Herzfrequenz zu messen: manuell oder mit einem geeigneten Messgerät. Wenn Sie Ihre Herzfrequenz mit der Hand ermitteln wollen, müssen Sie wissen, dass
Herzfrequenz und Pulsfrequenz in der Regel – aber nicht zwin-
gend – übereinstimmen. Die Herzfrequenz bezeichnet die elektri-
schen Impulse, die das Herz schlagen lassen, d. h. die Anzahl der
Schläge pro Minute, mit denen das Herz arbeitet. Die Pulsfre-
quenz bezieht sich nur auf die Wellen des Blutstroms in den
Schlagadern.
Ermitteln Sie zunächst Ihre Herzfrequenz im Sitzen. Sie können
Ihren Puls tasten, indem Sie Ihre Finger an der Innenseite Ihres
Handgelenks mit leichtem Druck auflegen. Bewegen Sie Ihre Fin-

ger ruhig etwas hin und her, bis Sie den Fluss des Blutes spüren. An dieser Stelle kann der Puls leicht und ungefährlich ertastet werden. Wenn Sie dagegen den Puls an der Halsschlagader ermitteln, könnte es geschehen, dass Sie durch den Fingerdruck Ihre Herzfrequenz vermindern. Dann erhalten Sie ein falsches Ergebnis. Am einfachsten ist es, die Anzahl der Pulswellen über einen Zeitraum von sechs Sekunden auszuzählen. An die ermittelte Zahl hängen Sie einfach eine Null an und Sie erhalten die Pulsfrequenz pro Minute. Ein Beispiel: Sie zählen in sechs Sekunden sieben Schläge; hängen Sie an die Sieben eine Null – Ihr Puls schlägt also 70-mal in der Minute.

Die Verwendung eines mechanischen Herzfrequenzmessgeräts erleichtert die Ermittlung der Herzfrequenz. Sie denken sicher gleich an einen großen Monitor, wie er in einer Arztpraxis verwendet wird. Natürlich gibt es aufwendige und teure elektronische Anlagen, die ganz gut sind. Doch von solchen Apparaten spreche ich nicht. Ich meine vielmehr diese kleinen, durchaus exakten und relativ preiswerten Herzfrequenzmessgeräte, die an eine Armbanduhr erinnern. Sie befestigen den Monitor am Handgelenk und legen einen dünnen, unauffälligen Messfühler um die Brust und schon kann's losgehen. Auf diese Weise bleiben Ihre Hände frei und Sie erhalten trotzdem eine sofortige und kontinuierliche Rückmeldung Ihres Körpers.

Wie auch immer Sie Ihre Herzfrequenz ermitteln, notieren Sie sich auf jeden Fall Ihren Ruhepuls, den Sie im Zeitraum einer Minute ausgezählt haben. Er wird im Bereich zwischen 45 und 75 Schlägen liegen. Super – Sie beherrschen jetzt bereits die wichtigste Grundlage der Herzfrequenz-Methode. Weitere Einzelheiten erfahren Sie im folgenden Kapitel.

**Die Herzfrequenz kann man manuell oder mit Hilfe eines Messgeräts ermitteln.**

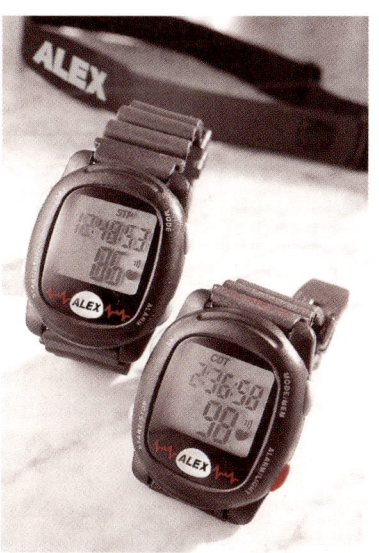

# Wie die Herzfrequenz-Methode funktioniert

Der erste Tag Ihres neuen Lebens hat begonnen – herzlich willkommen!

»Wie bitte?« werden Sie jetzt vielleicht sagen. »Ich lese gerade mal ein Buch. Keineswegs will ich mein Leben umstellen oder gar mein Innerstes erforschen zum Zwecke irgendeiner Persönlichkeitsveränderung. Ich will lediglich ein bisschen leistungsfähiger werden. Vielleicht die fünf oder zehn Kilo verlieren, die mich beim Laufen plagen. Ein neuer Lebensstil? Da muss ich erst mal drüber nachdenken!«

Ich weiß, eigentlich hatten Sie beim Kauf dieses Buches keineswegs geplant, gleich in eine neue Lebensphase aufzubrechen. Wenn Sie sich aber auf die Ideen dieses Buches einlassen und ein wenig davon umsetzen, werden Sie automatisch einen neuen Lebensstil beginnen.

**Fitness ist eine Frage des Lebensstils.**

Wissen Sie eigentlich, warum Sie es bislang nicht geschafft haben, überflüssige Pfunde dauerhaft loszuwerden oder Ihr Gewicht zu halten? Oder warum Sie nicht so fit geblieben sind, dass Sie jederzeit ohne Atemnot drei Stockwerke Treppen hoch steigen können? Ich weiß es. Sie hatten zwar gelegentlich Sport betrieben, aber nicht gleichzeitig Ihr Leben verändert. Sie hatten keinen auf Fitness aufbauenden Lebensstil gewählt. Sie hatten sich nur immer mal wieder vorgenommen, lieber einen Spaziergang zu machen, als im Kühlschrank nach Süßigkeiten zu suchen. Aber auf diese Weise bleibt man nicht dauerhaft fit.

Denken Sie einmal an Ihre durchtrainierten Freunde. Jeder von uns kennt zumindest eine oder gar zwei Personen, die in Topform 40 geworden sind. Sie sind in bester Verfassung, gesund, sie spielen Tennis, schwimmen, wandern oder radeln sich durch die Woche. Dabei sehen sie blendend aus. Die Jahre konnten ihnen anscheinend nichts anhaben. Warum nicht? Nun, irgendwann in ihrem Leben (vielleicht sogar schon als Kind, wenn sie das Glück hatten, in eine sportliche Familie geboren zu werden) entschieden sie sich für einen auf Fitness aufbauenden Lebensstil.

Wenn Sie erst einmal beschlossen haben, körperliche Fitness zur Grundlage Ihres Lebens zur machen, wird dies mit etwas Zeit und Geduld der Ansporn zum Fitbleiben. Doch der Einstieg fällt meist schwer. Wir alle haben da unsere Entschuldigungen: Zeitmangel, Antriebslosigkeit, Langeweile bei den täglichen Übungen, Unpässlichkeit oder das weit verbreitete Aufschieben auf morgen. Schreiben Sie Ihre Ausrede auf ein Stück Papier, das Sie an Ihre Kühlschranktür heften. Stellen Sie sich vor: Nur diese Ausrede, und nichts anderes, hält Sie davon ab, fitter, gesünder und fröhlicher zu werden. Jetzt bleibt nur noch eins: Hören Sie damit auf, diese Ausrede vorzuschieben. Ersetzen Sie das »Ich habe keine Zeit« einfach durch »Dreimal die Woche halte ich mir 15 Minuten für mein Training frei«. Anstatt sich immer wieder mit Ihrer Müdigkeit herauszureden, sagen Sie sich: »Körperliche Bewegung verschafft neue Energie – sie macht munter, nicht schlapp.« Anstelle zu protestieren »Spazierengehen langweilt mich zu Tode«, führen Sie sich vor Augen, dass sie dabei auch den Duft der Rosen am Weg einatmen oder dem Gezwitscher der Vögel lauschen können.

> Mit der richtigen Motivation wird Fitness zum Grundpfeiler eines glücklichen Lebens.

Es liegt nur am Willen. Wenn Sie sich erst einmal auf Fitness eingelassen haben, können Sie auf der Stelle mit der Herzfrequenz-Methode beginnen, egal ob Sie gehen, laufen, Tennis spielen oder einen Heimtrainer benutzen. Sie müssen sich nicht in ein Fitness-Studio begeben, obwohl das durchaus angenehm und motivierend sein kann. Sie müssen sich nicht viel Zeit nehmen, an drei Tagen in der Woche gerade einmal 15 Minuten, zumindest am Anfang. Sie müssen keineswegs gleich vor Energie strotzen – obwohl dies bald der Fall sein kann. Sie müssen auch keineswegs zu Beginn schon in bester körperlicher Verfassung sein – wenn Sie aber bereits durchtrainiert sind, kann die Herzfrequenz-Methode trotzdem noch sehr viel bringen.

Also: Wenn Sie ernsthaft daran interessiert sind, die Fitness in Ihr Leben zu integrieren, können Sie diese Veränderung mit der Herzfrequenz-Methode einfach und behutsam realisieren. Herzlich willkommen.

## Bringen Sie Ihren Körper auf Trab – und das Herz!

Was ist denn nun diese Herzfrequenz-Methode und wie kann sie Ihr Leben verändern?

**Ihr Herz bestimmt Ihren Trainingsrhythmus.**

Vereinfacht ausgedrückt, bezeichnet die Herzfrequenz-Methode ein Fitnessprogramm. Sie bietet eine einfache, vernünftige Möglichkeit, das Training zu optimieren, indem man den Grad der Belastung des wichtigsten Muskels in unserem Körper – des Herzens – überwacht. Im ganzen Buch werde ich darstellen, wie die Herzfrequenz-Methode funktioniert. Nach und nach werden Sie einen umfassenden Einblick in die Mechanismen erhalten, die uns leistungsfähig, also »fit«, machen – und wie Sie diese Fitness auch erhalten können.

Zunächst sollten Sie wissen, dass jede körperliche Anstrengung, sei es das Rasenmähen, das Erklimmen eines Hügels oder schnelles Schwimmen, die Arbeitsbelastung des Körpers erhöht und damit auch die Herzfrequenz. Wir Fitnessprofis nennen den Grad der Belastung »Intensität«. Daher spricht man auch von einem »intensiven« Training, wenn man seine Leistungen allmählich steigern will. Wenn Sie effektiv trainieren wollen, genügt es nicht, den Grad der körperlichen Belastung einfach abzuschätzen; dann benötigen Sie ein genaueres Messinstrument. Es gibt diese Möglichkeit, die Leistungssportler und Sportprofis seit Jahren mit gutem Erfolg nutzen. Dabei wird der Grad der Belastung durch das Messen der Herzfrequenz ermittelt.

Das Herz ist ein großer Muskel. Es verrichtet seine Arbeit durch fortwährendes Ausdehnen und Zusammenziehen. Dabei saugt es Blut an und pumpt es wieder fort, eine Bewegung, vergleichbar dem Öffnen und Schließen einer Faust. Die Anzahl dieser Pumpbewegungen während einer Minute bezeichnet man als Herzfrequenz, d. h. also die Schläge pro Minute.

In der Einleitung erfuhren Sie bereits, wie die Herzfrequenz manuell durch das Auszählen des Pulses in völlig entspanntem, ruhigem Zustand ermittelt werden kann. Die so gewonnene Zahl ist Ihre Ruheherzfrequenz. Bei den meisten Menschen liegt dieser Wert bei etwa 70 Schlägen/Minute. Sie können Ihre eigene Ruheherzfrequenz auch beim morgendlichen Erwachen (vor dem Aufstehen) ermitteln. Auf diese Weise erfahren Sie Ihre nächtliche Herzfrequenz. Diese liegt bei den meisten Menschen um etwa fünf Schläge unter der Ruheherzfrequenz. Als Faustregel gilt: Die Werte sind umso besser, je niedriger sie liegen. Die Ruheherzfrequenz von Weltklasseathleten kann auf ca. 30 Schläge abfallen. In diesem Fall kommen auf jeden Herzschlag zwei Sekunden Pause. Das Herz muss sich nicht öfter zusammenziehen, da es höchst effektiv arbeitet. Die Blutgefäße sind geweitet, bieten keinen Widerstand, z. B. durch Cholesterinablagerungen. Aus diesem Grund muss das Herz eines Sportlers zum Transport derselben Blutmenge seltener schlagen als das eines Untrainierten. Wahrscheinlich wollen Sie kaum jemals an einem Marathonlauf teilnehmen. Aber hinsichtlich der Herzfrequenz haben Sie bestimmt dasselbe Ziel wie ein Profiläufer: das Erreichen niedriger Schlaf- und Ruheherzfrequenzen.

Wenn Sie aufstehen und loslaufen, steigt Ihre Herzfrequenz an, da Sie von Ihrem Körper und damit von seinem Motor, dem Herzen, eine höhere Leistung verlangen. Man spricht von einer erhöhten Belastung. Wenn Sie dabei ein zwölf Kilogramm schweres Baby tragen, steigt die Herzfrequenz noch weiter an, da Sie hierdurch den Grad Ihrer Anstrengung erhöht haben. Je intensiver die Anstrengung, desto höher ist die Herzfrequenz.
Wenn Sie also die Intensität der Belastung erhöhen, steigt Ihre Herzfrequenz – z. B. von 60 Schlägen/Minute beim ruhigen Sitzen im Fernsehsessel auf 120 Schläge/Minute beim forschen Bergaufgehen und schließlich auf 180 Schläge/Minute, wenn Sie im Sprint die Ziellinie eines 5-km-Rennens erreichen wollen. Bei bestimmten Werten im Verlauf dieses Anstiegs von 60 auf 180 Schläge/Minute haben Sie eine jeweils andere Herzfrequenzzone erreicht. Üblicherweise bezeichnet man mit dem Begriff Herzfrequenzzone einen Bereich von Herzschlägen pro Minute, z. B.

**Die Herzfrequenz bezeichnet die Leistungsfähigkeit des Herzens; sie steigt bei zunehmender Belastung.**

zwischen 120 und 140 Schlägen/Minute. Normalerweise definieren wir diese Bereiche nicht in festen Werten, sondern als Prozentzahlen der uns möglichen maximalen Herzfrequenz.

**Die Belastungs-intensität lässt sich bestimmten Herzfrequenz-zonen zuordnen.**

Diese Zonen unterscheiden sich individuell in Abhängigkeit von der persönlichen maximalen Herzfrequenz. Wenn Sie also Ihre eigenen Zonen ermitteln wollen, müssen Sie zunächst Ihre maximale Herzfrequenz bestimmen. Die maximale Herzfrequenz bezeichnet die höchste Anzahl von Herzschlägen, die Ihr Herzmuskel in einer Minute leisten kann. Wenn ich z. B. so schnell wie möglich laufe, was ich nur für weniger als eine Minute in vollem Tempo durchhalten kann, wird mein Herz immer schneller arbeiten, bis es jene Spitze, d. h. die maximale Anzahl von Schlägen in der Minute, erreicht. Meine maximale Herzfrequenz im Alter von 48 Jahren beträgt 200 Schläge/Minute. Doch was bedeutet diese Zahl eigentlich?

## Ihre maximale Herzfrequenz

Als ersten Schritt der Herzfrequenz-Methode bestimmen Sie Ihre eigene maximale Herzfrequenz. Dazu benötigen Sie einige wichtige Informationen:

**Entscheidend ist die genetische Anlage.**

- Die maximale Herzfrequenz ist genetisch vorbestimmt (sie liegt von Geburt an fest).
- Die maximale Herzfrequenz bleibt relativ konstant, solange Sie fit bleiben.
- Die maximale Herzfrequenz kann durch Training nicht erhöht werden.
- Die maximale Herzfrequenz reduziert sich mit zunehmendem Alter nur bei Bewegungsarmut.
- Die maximale Herzfrequenz wird von Medikamenten beeinflusst, z. B. von Betablockern.
- Eine maximale Herzfrequenz im höherem Bereich ist nicht gleichbedeutend mit einer besseren Leistung.
- Liegt die maximale Herzfrequenz eher niedrig, ist dies nicht gleichbedeutend mit schlechterer Leistung.

– Die maximale Herzfrequenz unterscheidet sich bei Gleichaltrigen deutlich.
– Die maximale Herzfrequenz von Kindern kann mehr als 200 Schläge/Minute betragen.
– Die maximale Herzfrequenz kann nicht durch eine mathematische Formel exakt berechnet werden.
– Die maximale Herzfrequenz kann nur in der Erholungsphase ermittelt werden.
– Die maximale Herzfrequenz muss mehrfach ermittelt werden, um genau bestimmt zu werden.

Und noch ein letzter, wichtiger Punkt:
– Die maximale Herzfrequenz stellt den Fixpunkt dar, auf den sich die individuellen Trainingszonen beziehen.

Die maximale Herzfrequenz stellt eine entscheidende Information dar, da die gesamte Herzfrequenz-Methode auf diesem Wert aufbaut. Es gibt unterschiedliche Methoden, um diese Zahl zu ermitteln. Eine ärztlich überwachte Austestung der maximalen Herzfrequenz zur Bestimmung der exakten Frequenz ist ebenso denkbar wie die Durchführung eines eigenen Tests, der zwar unter der maximalen Belastung bleibt, Ihnen aber doch einen ausreichend genauen Wert erbringen wird.

**Die maximale Herzfrequenz bildet den Basiswert für die Erstellung des individuellen Trainingsprogramms.**

Bedenken Sie bei der Testdurchführung, dass die maximale Herzfrequenz von der Art der durchgeführten Aktivität abhängt. Sie müssen die maximale Herzfrequenz für jede der Aktivitäten ermitteln, die Sie in Ihr Trainingsprogramm einplanen wollen. Wenn Sie Ihre Herzfrequenzzonen als Radfahrer ermitteln, so müssen Sie einen Herzfrequenztest auf dem Fahrrad durchführen; wollen Sie Ihre Zonen als Läufer festlegen, müssen die Werte bei einem Lauftest bestimmt werden.

Wenn Sie nicht in körperlicher Bestform sind und auch schon länger nicht mehr durchtrainiert waren, werden Sie sicher keinen Belastungstest zur Ermittlung Ihrer gegenwärtigen maximalen Herzfrequenz durchführen wollen. Stattdessen sollten Sie diesen Wert durch eine weniger anstrengende Schätzmethode näherungsweise bestimmen. Dies ist zwar nicht so genau, ermöglicht Ihnen aber, sofort mit der Herzfrequenz-Methode zu beginnen.

Solche Tests schätzen auf der Grundlage der submaximalen Belastung Ihre maximale Herzfrequenz ein. Obwohl nicht perfekt, ergeben diese Methoden der Hochrechnung der Werte aus submaximalen Tests einen genaueren Wert als die alleinige Bestimmung der maximalen Herzfrequenz mittels einer Rechenformel, weil die durch den Test ermittelten Zahlenwerte spezifisch für Ihren Körper sind. Denken Sie daran, vor der Austestung Ihren Arzt aufzusuchen, um sicherzugehen, dass Sie sich dem Test gefahrlos unterziehen können.

Als Erstes schätzen Sie Ihre gegenwärtige kardiovaskuläre (nicht die muskuläre) Leistungsfähigkeit ab:

## Aktuelle konditionelle Verfassung

**Schlechte Kondition** – Sie trainieren nie oder zumindest in letzter Zeit nicht (in den vergangenen acht Wochen). Bedenken Sie, dass Sie zwar schlank und gesund erscheinen können, Ihr Herz-Kreislaufsystem aber trotzdem in schlechter Verfassung sein kann.

**Durchschnittliche Kondition** – Sie gehen dreimal wöchentlich ca. zwei Kilometer oder betreiben dreimal wöchentlich für jeweils 20 Minuten Aerobic.

**Hervorragende Kondition** – Sie trainieren regelmäßig mehr als eine Stunde in der Woche oder gehen oder laufen wenigstens zehn Kilometer in der Woche.

Mit dem Wissen um Ihre körperliche Verfassung können Sie nun einen oder beide der folgenden submaximalen Tests durchführen. Vor jeder Testung oder jedem Training sollten Sie einige Minuten Aufwärmtraining durchführen.

**Bestimmen Sie Ihre maximale Herzfrequenz mit Hilfe submaximaler Belastungstests.**

*Test 1: Der submaximale 1,6-km-Gehtest.* Suchen Sie sich einen beliebigen Sportplatz (die meisten Plätze verfügen über eine 400-m-Bahn) und gehen Sie so zügig, wie es Ihre gegenwärtige Kondition erlaubt. Gehen Sie ganz normal, nicht in Wettkampfmanier wie ein Geher mit weit ausladenden Armbewegungen und Hüftdrehungen. Drehen Sie vier gleichmäßige, zügige Runden (1,6 km). Während der ersten drei Runden werden Sie einen ausgeglichenen Zustand mit gleichmäßiger Herzfrequenz erreichen.

Diesen Zustand behalten Sie in der vierten Runde bei – der entscheidende Runde. Bestimmen Sie die durchschnittliche Herzfrequenz ausschließlich in dieser letzten Runde.

Addieren Sie zu der ermittelten Zahl nun die Zahl, die Ihrem gegenwärtigen Trainingszustand entspricht. Wenn Sie zum Zeitpunkt der Durchführung des submaximalen Tests 1 eine schwache Kondition haben, zählen Sie 40 Schläge/Minute hinzu. Bei durchschnittlichem Trainingszustand addieren Sie 50 Schläge/Minute. Wenn Sie außergewöhnlich gut trainiert sind, müssen Sie 60 Schläge/Minute hinzuzählen.

Ein Beispiel: Eine untrainierte Person kommt während der letzten Runde auf eine durchschnittliche Herzfrequenz von 120 Schlägen/Minute. Addiert man 40, ergibt sich eine maximale Herzfrequenz von 160 Schlägen/Minute. Bei durchschnittlicher Kondition erhält man in der letzten Runde vielleicht einen Wert von 125 Schlägen/Minute. Zählt man 50 hinzu, erhält man eine Gesamtzahl von 175 Schlägen/Minute. Ich selbst, natürlich optimal durchtrainiert, würde in der letzten Runde auf 135 Schläge/Minute kommen und diesem Wert 60 Punkte hinzufügen. Das Ergebnis einer maximalen Herzfrequenz von 195 liegt sehr nahe an meinem tatsächlichen Wert von 200 Schlägen/Minute.

**Test 2: *Der submaximale Steigtest an der Stufe.*** Suchen Sie sich eine 20 cm hohe Stufe (nahezu jede Stufe in Ihrem Haushalt oder in einem Sportclub hat dieses Maß) und führen Sie den Test über einen Zeitraum von drei Minuten durch. Nach dem Aufwärmen steigen Sie folgendermaßen in einer Vierersequenz die Stufe rauf und runter: rechter Fuß hoch, linker hoch, rechter runter, linker runter. Immer wenn Sie einen Fuß hinauf- oder hinabsetzen, zählt dies als eine Stufe. Zählen Sie dabei »auf, auf, ab, ab« bei jedem Zyklus. Führen Sie diese Sequenz 20-mal in der Minute durch. Es ist wichtig, dass Sie das Tempo gleichmäßig durchhalten.

Halten Sie zwei Minuten lang durch und ermitteln Sie dann Ihre Herzfrequenz während der dritten Minute. Nun können Sie Ihre maximale Herzfrequenz näherungsweise bestimmen, indem Sie zum Durchschnittswert der letzten Minute eine der folgenden Zahlen addieren. Beim submaximalen Test 2 sind dies bei

**Ein einfacher Test zeigt Ihre aktuelle Kondition.**

schlechter Kondition 55 Schläge/Minute. Bei durchschnittlicher Kondition zählen Sie 65, bei hervorragender Kondition 75 Schläge/Minute hinzu.

Eine untrainierte Person wird etwa 130 Schläge/Minute während der letzten Minute auszählen; sie addiert 55 und ermittelt ihre maximale Herzfrequenz von 185. Ein anderer Testteilnehmer mit durchschnittlicher Kondition bestimmt eine mittlere Herzfrequenz von ca. 125 Schlägen/Minute. Er addiert 65 und bestimmt somit seine maximale Herzfrequenz von 190 Schlägen/Minute. Bei körperlicher Bestform ergibt sich beim Test ein Wert von 115; dazu werden 75 addiert, sodass wir eine maximale Herzfrequenz von 190 Schlägen/Minute erhalten.

## Die Bedeutung der Herzfrequenzzonen

Vielleicht haben Sie schon von der Zielzone der Herzfrequenz gehört. In Fitness-Studios oder Arztpraxen sieht man manchmal große Tabellen, die die Beziehung zwischen körperlicher Belastung, Herzfrequenz und Alter illustrieren. Diese Schaubilder zeigen einen Zielbereich für die Herzfrequenz. Gewöhnlich liegt dieser Wert in einer Zone zwischen 70 und 85 Prozent der erwarteten maximalen Herzfrequenz für Ihr Alter und Geschlecht. In diesem Bereich sollten Sie während Ihrer Übungen liegen, um den größtmöglichen Nutzen aus Ihrem Training zu erzielen. Leider können diese Zahlenangaben auch irreführend sein, da diese Bereiche der Herzfrequenz stärker von Ihrer maximalen Herzfrequenz abhängen als vom Alter. Der Bereich zwischen 70 und 85 Prozent liegt als Übungsbereich für Untrainierte zu hoch. Dies führt dazu, dass die meisten Menschen, die in dieser Zone mit dem Training beginnen, entmutigt abbrechen.

**Jede Herzfrequenzzone bietet bestimmte Trainingsvorteile.** Erinnern Sie sich an folgende Regel: Es gibt keine Herzfrequenzzone, deren Werte für jedermann verbindlich sind. Andererseits ist es selten, dass eine bestimmte Herzfrequenzzone nur für eine bestimmte Person geeignet ist. Mit der Zeit werden Sie für sich selbst geeignete Zonen festlegen, wobei Sie von jeder Zone auf unterschiedliche Weise profitieren. Wenn Sie beispielsweise abnehmen wollen, müssen Sie in einer anderen Zone trainieren, als wenn Sie Ihr Herz kräftigen wollen. Und zur Steigerung der allgemeinen Ausdauer und athletischen Leistungsfähigkeit müssen Sie sich wieder in einer anderen Zone bewegen. Das ist der Schlüssel zum Herz-Zonen-Training: Sie selbst bestimmen, welches Ergebnis Sie bei der sportlichen Betätigung erzielen wollen und danach erstellen Sie Ihr maßgeschneidertes Übungsprogramm. Das Training nach der Herzfrequenz-Methode umfasst fünf Herzzonen; jede fördert auf andere Weise die Fitness.

## *Die fünf Herzfrequenzzonen*

| Zone | % der maximalen Herzfrequenz | Bei 200 Schlägen/Min. max. | Nutzen | Sportart |
|------|------------------------------|----------------------------|--------|----------|
| Rote Zone | 90–100.% | 180–200 Schläge/Minute | Verbessert Höchstleistung | Sprinten |
| Anaerobe Schwellenzone | 80–90 % | 160–180 Schläge/Minute | Verbessert Ausdauer | Schnelles Laufen |
| Aerobe Zone | 70–80 % | 140–160 Schläge/Minute | Verbessert kardiovaskuläre Leistung | Laufen |
| Gemäßigte Zone Fettverbrennungszone | 60–70 % | 120–140 Schläge/Minute | Verbrennt in hohem Maße Fett | Gemächliches Joggen |
| Herzgesundheitszone | 50–60 % | 100–120 Schläge/Minute | Stärkt das Herz | Zügiges Gehen |

Die Herzgesundheitszone liegt im Bereich von 50 bis 60 Prozent Ihrer maximalen Herzfrequenz. Diese Zone ist ideal geeignet für Anfänger, weil das Üben in diesem Bereich angenehm ist, Spaß macht, die Gesundheit des Herzens fördert, die Fettverbrennung anregt und Ihnen eine klare Vorstellung vom Erfolg vermittelt. In meinem Fall liegt diese Zone zwischen 100 und 120 Schlä-

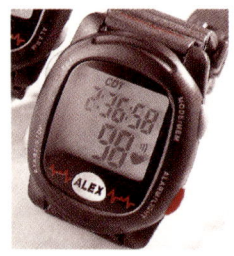

gen/Minute (50 bis 60 Prozent meiner maximalen Herzfrequenz
von 200 Schlägen/Minute). Ich bewege mich nur selten in dieser
Zone, da ich als aktive Athletin an Wettkämpfen teilnehme und
somit meist in einer höheren Leistungszone trainieren muss, um
Hochleistungen erzielen zu können. Das bedeutet jedoch nicht,
dass diese Zone unwichtig ist. Für die meisten Menschen ist sie
geradezu lebenswichtig und stellt oft den ersten Schritt auf dem
Weg in ein gesünderes Leben dar.

Meine Freundin Amy hat in den vergangenen zehn Jahren die üblichen Trainingsprogramme mit anschließendem Jo-Jo-Effekt absolviert. Hochmotiviert begann sie immer im Januar mit einem
neuen Übungsprogramm und sprang bereits im Februar wieder
ab. Zum Geburtstag bekam sie dann ein Herzfrequenzmessgerät
und unternahm im letzten Januar ihre ersten Schritte in ein neues
Leben: 15 Minuten Training auf dem Heimtrainer in der Herzgesundheitszone an drei Wochentagen. Erstmals in ihrem Leben
trainierte sie auch noch im März und April. Und schließlich hatte sie für sich ein Übungsprogramm aufgestellt, das ihr Spaß
bereitete, nicht zu anstrengend war und körperlichen Nutzen
brachte: ein gestärktes Herz, ein stabiles Körpergewicht, mehr
Lebensenergie (ihr Blutdruck sank als Folge des Trainings) sowie
einen besseren Muskeltonus.

Am anderen Ende des Spektrums finden sich Menschen, die zwar
regelmäßig Sport treiben, aber das richtige Maß nicht kennen.
Ein Beispiel ist mein Bruder Chris. Während der letzten fünf Jahre war er ein begeisteter Läufer, bis er kürzlich feststellen musste,
dass er an Bluthochdruck leidet. Zum Glück kannte sein Hausarzt die Herzfrequenz-Methode und verordnete ihm ein verän-
dertes Trainingsprogramm. Er überzeugte Chris davon, seine
Herzfrequenz zu messen und riet ihm, alle seine Übungen in der
Herzgesundheitszone von 50 bis 60 Prozent durchzuführen. In
den folgenden acht Wochen sank der Blutdruck um 20 Mess-
punkte ab und er konnte die Medikamente absetzen. Es stellte
sich heraus, dass Chris zu lange und zu hart trainiert hatte und
damit sogar seiner Gesundheit geschadet hatte.

Außer der Herzgesundheitszone gibt es vier weitere Zonen. Jede
von ihnen bringt andere Vorteile. Über der Herzgesundheitszone
liegt die »gemäßigte Zone« oder »Fettverbrennungszone«. Sie

liegt bei 60 bis 70 Prozent Ihrer maximalen Herzfrequenz. In diesem Bereich verbrennt der Körper die meisten Kalorien aus gespeichertem Körperfett. Wenn Sie zugenommen haben und wieder eine gute Figur anstreben, sollten Sie vor allem in dieser Zone trainieren. Da mein Körper im Vergleich zur Muskelmasse nur wenig Speicherfett besitzt, arbeite ich nicht in diesem Bereich. Aber meine Freundin Sandy, die sich in den letzten Jahren unentwegt auf dem Diätenkarussell gedreht hatte, hat neun Kilo abgenommen, indem sie jeden zweiten Tag Rad gefahren ist und zwar jeweils 30 Minuten im Bereich von 60 bis 70 Prozent ihrer maximalen Herzfrequenz von 150 Schlägen/Minute. Durch das Messen ihrer Herzfrequenz im Abstand von einigen Minuten konnte sie eine durchschnittliche Herzfrequenz von 90 bis 105 Schlägen/Minute einhalten und in diesem Bereich eine Menge fettgebundener Kalorien verbrennen.

**Beim Training in der gemäßigten Zone wird am meisten Körperfett verbrannt.**

Auf die »gemäßigte Zone« folgt die »aerobe Zone«. Hier bewegen Sie sich im Bereich zwischen 70 und 80 Prozent Ihrer maximalen Herzfrequenz. Die meisten Menschen empfinden das Training in dieser Zone als besonders wohl tuend, denn in ihr verbessern sich Atmung und Kreislauf, man beginnt zu schwitzen, strengt sich stärker an und fühlt sich ganz allgemein leistungsfähiger. Für Freizeitsportler, die eine allgemeine körperliche Fitness anstreben, ist das Training in diesem Bereich am sinnvollsten. Walter Bingham, 62, liebt das Tennis- und Golfspielen; er läuft darüber hinaus etwa 25 Kilometer in der Woche. Für seine Bedürfnisse ist die aerobe Zone ideal. Er trainiert an drei Tagen der Woche jeweils 20 Minuten lang bei einer Herzfrequenz zwischen 119 und 136 Schlägen/Minute (70 bis 80 Prozent seiner maximalen Herzfrequenz von 170).

**In der aeroben Zone wird die allgemeine körperliche Fitness trainiert.**

Die nächste Zone bezeichnet man als »anaerobe Schwellenzone«. Dieser Bereich führt Sie in eine gänzlich neue Welt des Trainings. Sie überschreiten jetzt die Grenze zwischen aerobem und anaerobem Training. Während der anaeroben Anstrengung gelangen die Muskeln des Körpers und damit auch der Herzmuskel über das aerobe Stadium, in dem sie große Sauerstoffmengen verbrauchen, hinaus. Jenseits dieser Schwelle kann der Körper den Sauerstoff-

**In der anaeroben Zone erzielen Leistungssportler den höchsten Trainingseffekt.**

bedarf nicht mehr decken. An diesem Punkt sprechen Leistungssportler davon, dass sie ein »Brennen« verspüren. Ich trainiere
häufig in dieser Zone, allerdings nur für kurze Zeit, bewege mich
dabei im Bereich von 80 bis 90 Prozent meiner maximalen Herzfrequenz von 200 Schlägen/Minute (also zwischen 160 und 180
Schlägen/Minute). Sie können sich in diesem Bereich jeweils nur
begrenzte Zeit bewegen, da sich der Körper selbst vor einer Überlastung schützen wird und Sie abbremst, wenn Sie zu lange in dieser Zone trainieren. In dieser Zone erzielt der Leistungssportler
den höchsten Leistungszuwachs.

**Die rote Zone
fordert den
Körper
auf extreme
Weise.**

Den oberen Trainingsbereich bezeichnet die »rote Zone« oder
»Warnzone«. Es handelt sich hier um einen anaeroben Bereich,
der Atmung und Muskeln extrem fordert.
Kurt, ein Weltklasse-Marathonläufer, kann in dieser Zone höch-
stens ein paar Minuten verweilen, im Bereich von 90 Prozent seiner maximalen Herzfrequenz von 195 Schlägen/Minute (also bei
176 Schlägen/Minute) und darüber hinaus nur wenige Sekunden
im Bereich von 100 Prozent der maximalen Herzfrequenz. In diesem Bereich werden Sie wohl kaum trainieren, es sei denn, dass
Sie wie Kurt bereits Wettkampfprofi sind. Diese Zone nennt man
die »rote Zone«, da in ihr offensichtliche Gefahren für den Freizeitsportler drohen. Das Training hier ist ganz schön heiß.

## Wie man die Trainingszonen festlegt

Was machen wir nun, wenn wir gerne ganz unterschiedliche Ergebnisse erzielen würden, je nachdem ob wir auf dem Heimtrainer, an einer Stufe oder auf dem Trimmpfad trainieren? Wir müssen doch nicht etwa einmal eine Zone aussuchen und immer nur
in diesem Bereich trainieren?
Natürlich nicht. Menschen verändern ihr Fitnessprogramm zu
jeder Zeit, je nach ihren aktuellen Bedürfnissen und Wünschen.
In der Tat ist es besser, mit einem bunt gestalteten Programm
zu beginnen. Sie werden vielfältigen Nutzen daraus ziehen und
sich gleichzeitig davor schützen, dass das Training langweilig
wird.

Angenommen, Sie sind der typische 30-Jährige, der zwar nicht gerade dick geworden ist, aber auch keine gute Figur mehr hat. Sie sind nicht wirklich übergewichtig, aber andererseits nicht so schlank, wie Sie gerne wären. Sie können am meisten von der Herzfrequenz-Methode profitieren, wenn Sie Ihr Übungsprogramm bunt durchmischen, sich in unterschiedlichen Zonen betätigen, vielleicht in der Herzgesundheitszone am Montag, der gemäßigten Zone am Mittwoch und der aeroben Zone am Freitag. Eine weniger anstrengende Aktivität, wie z. B. Spazierengehen, könnte dabei als Montagsaktivität in Frage kommen, während das Training auf dem Heimtrainer oder das Aerobic-Training mittwochs oder freitags erfolgt. In der nächsten Woche sollten Sie den Ablauf – wenn möglich – abändern. Selbst wenn Sie sich niemals in die anaerobe oder rote Zone begeben, können Sie Ihr Herz kräftigen, Ihre Figur verbessern und Ihre aerobe Ausdauer erhöhen. Nie wieder müssen Sie dann beim Treppensteigen keuchen!

Wie steht es aber mit dem 40-Jährigen, der vor Fitness strotzt, sich beim Laufen völlig verausgabt, um für den nächsten Ironman-Triathlon zu trainieren? Die Herzgesundheitszone oder die gemäßigte Zone nutzen ihm sicherlich nicht viel. Vielleicht aber bewegt er sich gerade zu viel in der anaeroben Schwellenzone und zu wenig in der aeroben Zone. Durch eine veränderte Schwerpunktsetzung seines Trainings könnte sein gelegentlicher, Kräfte zehrender Vorstoß in die rote Zone effektiver werden. Wenn er seinen Körper in der anaeroben Schwellenzone nicht so überbelastete, würde er sich weniger ausgebrannt, weniger erschöpft fühlen.

Wie steht es um den 50-jährigen Mann, der Speck angesetzt hat und außer einer gelegentlichen Golfrunde keine körperliche Aktivität mehr leistet? Ihm wäre zu empfehlen, in der Herzgesundheitszone zu trainieren und darüber hinaus etwa jede dritte Übungsaktivität in der gemäßigten Zone durchzuführen, zumindest so lange, bis er und sein Arzt sich sicher sind, dass er für die anstrengende aerobe Zone gerüstet ist.

Stellen wir uns noch eine 65-jährige Frau vor, bislang ohne wesentliche Gewichtsprobleme. Plötzlich stellt sie fest, dass sie gerne über etwas mehr Kraft und Vitalität verfügen würde. Das

**Die Herzfrequenz-Methode lässt sich völlig individuell gestalten.**

Training in der Herzgesundheitszone könnte für ihre Bedürfnisse völlig ausreichend sein.

Um es auf den Punkt zu bringen: Die Herzfrequenz-Methode bringt das, was Sie daraus machen. Haben Sie erst einmal Ihre Bedürfnisse herausgefunden, dann ergibt sich die Intensität Ihres Trainings – und damit Ihre Trainingszonen – ganz von selbst. Im nächsten Kapitel werden Sie Ihr erstes, individuelles 30–Tage-Programm entwerfen. Aber vergessen Sie zunächst nicht, dass Sie die Prinzipien des Herz-Zonen-Trainings Ihren ureigenen Bedürfnissen anpassen können – heute und an jedem Tag Ihres künftigen Lebens.

## Fitness

Sie haben sich in der Zwischenzeit mit dem Messen Ihrer Herzfrequenz vertraut gemacht, sei es manuell durch das Fühlen des Pulses oder mechanisch mit Hilfe eines Herzfrequenzmessgeräts. Sie haben Ihre persönlichen Fitnessziele und die dazugehörigen Herzfrequenzzonen ermittelt. Nun wollen Sie sich verausgaben. Die große Frage bleibt: »Wie sehr?« Um diese Frage zu beantworten, sollten Sie über die Bedeutung des Wortes »fit« nachdenken:

**Ihr Training:**  Es geht dabei um
**Wie oft?**  – die Häufigkeit der Übungsphasen,
**Wie intensiv?**  – die Intensität, also die Herzfrequenzzone, in der Sie trainieren
**Wie lange?**  sollten,
– die Zeitdauer, die jede Trainingseinheit umfassen sollte.

Wenn Ärzte ein Medikament verordnen, so geschieht dies mit äußerster Sorgfalt. Es darf keine Unklarheit darüber verbleiben, was, wie, wann einzunehmen ist. Leider wird bei einem körperlichen Übungsprogramm nicht mit gleicher Sorgfalt verfahren. Man macht sich meist nicht bewusst, dass zwei Menschen – selbst gleichen Alters, Geschlechts und konditioneller Verfassung – völlig unterschiedlich auf sportliche Betätigung reagieren. Die Festlegung Ihres Trainingsprogramms hängt von zahlreichen anderen Faktoren ab: wo Sie leben, die Art Ihrer beruflichen Tätigkeit,

Ihre gesundheitlichen Probleme, z. B. ein Rückenleiden, und all die anderen Gegebenheiten, die Sie zu einem einzigartigen Individuum machen.

Einige Richtlinien gelten jedoch immer:

– Übernehmen Sie sich nicht. Sie kennen sicher den Spruch, dass das Training nur etwas »bringt«, wenn man danach Muskelkater hat. Das ist Unsinn. Wenn Sie plötzlich vom gemächlichen Joggen über eine 3-km-Distanz auf eine Marathonstrecke wechseln, ist es klar, dass Sie körperliche Beschwerden bekommen. Ohne kontinuierliches Training bereitet jede intensive körperliche Anstrengung Schmerzen. Doch nichts unterhöhlt Ihre guten Vorsätze mehr als Muskelkater.

– Packen Sie's an. Ich bin noch keinem Menschen begegnet, der nicht irgendwann einmal in irgendeiner Form Sport betrieben hat. Beginnen Sie an diesem Punkt. Wenn Sie das Wandern, Joggen, Radfahren oder Treppensteigen langweilen, probieren Sie etwas Neues aus: Gewichtheben, Tennis, Schwimmen, Yoga, Karate, Stepptanz. Vielleicht gewinnen Sie so auch noch ein neues Hobby.

**Suchen Sie die Sportart, die Ihnen Spaß macht!**

– Nehmen Sie sich Zeit. Obwohl Sie am Ende der ersten Woche Ihres 30-Tage-Programms bereits konkrete Erfolge erleben, werden diese nach Ablauf eines Monats viel deutlicher. Bedenken Sie, Sie haben sich einem langfristigen Ziel verschrieben – einem Leben in Fitness.

– Ermitteln Sie Ihre Herzfrequenz. Die Herzfrequenzmessgeräte bieten eine interessante Bereicherung des Trainings. Die Investition in ein solches Messgerät zahlt sich rasch aus. Sie wissen dadurch immer, wo Sie im Hinblick auf Ihre Trainingsziele momentan stehen. Wenn Sie mehr über dieses Thema wissen möchten, darf ich auf den Anhang verweisen.

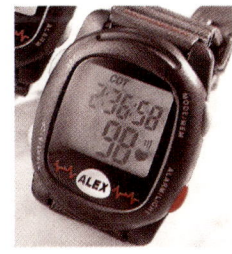

Für untrainierte Einsteiger in die Herzfrequenz-Methode gelten zudem folgende Richtlinien:

– Trainingshäufigkeit für Anfänger: drei- oder viermal wöchentlich.

– Trainingsintensität für Anfänger: 50 bis 60 Prozent der maximalen Herzfrequenz (Herzgesundheitszone).

– Trainingsdauer für Anfänger: 15 bis 20 Minuten pro Einheit.

Wenn Sie mit kurzen Zeiteinheiten in der angenehmsten Zone beginnen, werden Sie jede Minute Ihres Trainings genießen und nach mehr verlangen. Das ist gut so, aber bitte Vorsicht. Sie laufen sonst Gefahr, zu früh zu viel zu machen. Beherzigen Sie die drei Tugenden: »Begeisterung, Geduld und Ausdauer«. Gewöhnen Sie Ihren Körper langsam an die Aktivitäten, die er mag, steigern Sie sich langsam und bleiben Sie Ihrem Programm treu. Wenn Sie sich an diese Grundsätze halten, stellt sich der Fortschritt, ein weiteres Ziel, ganz von selbst ein.

## Vor Trainingsbeginn: ein Gesundheits-Check

Bevor Sie ein Übungsprogramm beginnen, sollten Sie die Leitlinien des amerikanischen Instituts für Sportmedizin kennen. Hier ist eine Zusammenfassung dieser Empfehlungen:
Auch gesunde Männer über 40 und Frauen über 50 sollten sich einer ärztlichen Untersuchung und einem Belastungstest unterziehen, bevor sie mit einem intensiven Übungsprogramm beginnen. Wenn körperliche Beschwerden bestehen, muss in jedem Fall der Arzt konsultiert werden. Diese Untersuchungen sind aber nicht unbedingt notwendig, wenn das Trainingsprogramm nur gering belastend ist.

**Klären Sie vor Beginn eines Trainingsprogramms ab, ob Sie völlig gesund sind.**

Wenn Sie nicht sicher sind, in welche Gruppe Sie gehören, führen Sie folgenden Test durch. Anhand dieses Fragebogens kann festgestellt werden, welche Aktivitäten ungeeignet sind, bzw. ob eine ärztliche Konsultation erforderlich ist. Wenn Sie eine der folgenden Fragen mit »ja« beantworten müssen, sollten Sie vor Beginn eines Fitnessprogramms den Arzt aufsuchen.
Auch aus diesem Grunde empfehle ich Neueinsteigern, die Herzfrequenz-Methode in der Herzgesundheitszone zu beginnen. Sie birgt ganz einfach ein geringeres gesundheitliches Risiko als die höheren Belastungsstufen. Beim Training in einer niedrigeren Stufe sind eine medizinische Basisuntersuchung sowie ärztliche Überwachung bei gesunden Personen nicht unbedingt erforderlich.

# Sind Sie fit für ein Trainingsprogramm?

Wenn Sie ein Trainingsprogramm starten oder ein bestehendes intensivieren wollen, stellen Sie sich die folgenden Fragen, um das gesundheitliche Risiko einzuschätzen. Für die meisten Menschen sollte der Einstieg in eine sportliche Aktivität keine Probleme aufwerfen. Folgende Fragen sollen Ihnen zeigen, ob Sie mit gesundheitlichen Problemen rechnen müssen und deshalb vorab einen Arzt konsultieren sollten. Beantworten Sie die Fragen ehrlich:

**Ja  Nein**

❏  ❏  1. Hat Ihr Arzt Ihnen gesagt, Sie hätten Herzprobleme?

❏  ❏  2. Leiden Sie regelmäßig unter Herz- oder Brustschmerzen?

❏  ❏  3. Leiden Sie unter Ohnmachtsgefühlen oder Schwindelattacken?

❏  ❏  4. Hat Ihr Hausarzt bei Ihnen erhöhten Blutdruck festgestellt?

❏  ❏  5. Hat Ihr Hausarzt jemals gesagt, Sie hätten Knochen- oder Gelenkprobleme, wie z. B. Arthritis, die durch Sport verschlimmert werden könnten?

❏  ❏  6. Gibt es andere körperliche Probleme, aufgrund derer Sie keinen Sport treiben sollten?

❏  ❏  7. Sind Sie älter als 65 Jahre und völlig untrainiert?

**Ihr Name:** _____  **Datum:** _____

**Wenn Sie alle Fragen mit »nein« beantwortet haben:**
Wenn Sie ehrlich und sorgfältig geantwortet haben, können Sie bedenkenlos ein maßvolles Trainingsprogramm beginnen, das Ihre allgemeine Kondition und den Grad Ihrer körperlichen Fitness berücksichtigt, oder einen Belastungstest durchführen. (Beginnen Sie aber nicht während einer akuten Erkrankung, z. B. einer Erkältung).

**Wenn Sie eine oder mehrere Fragen mit »ja« beantwortet haben:**
Wenn nicht bereits geschehen, suchen Sie Ihren Arzt auf, bevor Sie Ihre körperliche Belastung erhöhen oder sich einem Fitnesstest unterziehen. Teilen Sie Ihrem Arzt mit, welche Fragen Sie mit »ja« beantwortet haben und händigen Sie ihm eine Kopie des Fragebogens aus.
Nachdem Ihr Arzt Sie untersucht hat, fragen Sie ihn, ob Sie ein Training aufnehmen können, das mit leichter Belastung beginnt und sich schrittweise steigert, oder ob Sie Ihre Belastung von Anfang an in bestimmten Grenzen halten müssen.

(In Anlehnung an einen vom British Columbia Ministry of Health entwickelten Fragebogen.)

## Ihr persönliches Trainingstagebuch

Beim Durcharbeiten dieses Buches sollten Sie wichtige Werte festhalten, die sich auf Ihr Herzfrequenz-Training beziehen. Am Ende jedes Kapitels finden Sie Ihr persönliches Trainingstagebuch. Nehmen Sie sich jetzt gleich etwas Zeit, um die folgende Tabelle auszufüllen, bevor Sie mit Kapitel 2 beginnen.

---

### *Meine Herzfrequenzzonen*

1. Herzfrequenz in der Schlafphase (vor dem morgendlichen Aufstehen):
   _____Schläge/Minute

2. Ruheherzfrequenz (beim entspannten, ruhigen Sitzen):
   _____Schläge/Minute

3. Maximale Herzfrequenz (bei Durchführung eines der submaximalen Tests):
   _____ Schläge/Minute

4. Meine Herzfrequenzzonen

   Herzgesundheit                              Schläge/Minute    bis    Schläge/Minute
   (50–60 % der maximalen Herzfrequenzzone)    _____          _____

   Gemäßigte Zone                              Schläge/Minute    bis    Schläge/Minute
   (60–70 % der maximalen Herzfrequenzzone)    _____          _____

   Aerobe Zone                                 Schläge/Minute    bis    Schläge/Minute
   (70–80 % der maximalen Herzfrequenzzone)    _____          _____

   Anaerobe Schwellenzone                      Schläge/Minute    bis    Schläge/Minute
   (80–90 % der maximalen Herzfrequenzzone)    _____          _____

   Rote Zone                                   Schläge/Minute    bis    Schläge/Minute
   (90–100 % der maximalen Herzfrequenzzone)   _____          _____

# Der erste 30-Tage-Plan

Schon immer habe ich mich über Diät- und Trainingsprogramme geärgert, die angeblich bei jedem Menschen erfolgreich sein sollten. In meiner Laufbahn als Ausdauersportlerin und Fitness-Trainerin habe ich vor allem eins gelernt: Es gibt keine zwei Menschen auf der Welt, die die gleichen Körpermerkmale, denselben Lebensstil und identische Trainingsbedürfnisse und -ziele haben. Nehmen Sie als Beispiel meine Freundinnen Jennifer und Wendy. Jennifer arbeitet als Ingenieurin bei einer Computergesellschaft und Wendy ist Aerobic-Trainerin in einem Fitness-Studio. Obwohl sie zusammen wohnen und viel Zeit miteinander verbringen, haben sie völlig unterschiedliche Lebensstile. Beide hatten kürzlich eines meiner Seminare zur Herzfrequenz-Methode mitgemacht.

Jennifer hatte seit einigen Jahren nicht mehr regelmäßig trainiert und wollte etwas Übergewicht abbauen. Vernünftigerweise hatte sie mit der Herzfrequenz-Methode in der Herzgesundheitszone und in der gemäßigten Zone begonnen. Da sie schon einen Heimtrainer besaß, strampelte sie sich nun dreimal wöchentlich jeweils 15 Minuten lang darauf ab und überwachte dabei ihre Herzfrequenz mit einem Messgerät. Anfangs, so meinte sie, war es sehr anstrengend, die 15 Minuten durchzuhalten. Ihre Herzfrequenz stieg über die gemäßigte Zone hinaus, bis über 70 Prozent ihrer maximalen Frequenz. Aber bald hielt sie das 15-Minuten-Training locker durch und ihre Herzfrequenz stieg kaum noch über die Zone hinaus. Jennifer war also gerade dabei, ihr Herz leistungsfähiger zu machen. Sie konnte nun die Trainingszeit und vielleicht auch noch die Trainingsintensität steigern. Allerdings

**Es gibt keine Patentrezepte – auch nicht für Fitness.**

befürchtete sie, dass ihr das Training zu langweilig werden könnte. Nun wollte sie wissen, was sie tun sollte.

Jennifer war an die Grenze ihrer Motivation gestoßen. Viele Anfänger beginnen mit den besten Vorsätzen. Sobald sich aber erste Ergebnisse abzeichnen, langweilt sie die Routine und sie hören auf. Jennifer hatte versäumt, ein individuell auf sie zugeschnittenes Programm aufzustellen, das ihr Spaß macht und das sie deshalb auch durchhalten würde.

**Auch beim Sport kann man des Guten zu viel tun.**

Wendy dagegen war schon vor Beginn des Trainingsprogramms gut in Form. Sie wollte hauptsächlich in der aeroben Zone trainieren und gelegentlich in die anaerobe Schwellenzone vorstoßen. Im letzten Monat war sie dreimal wöchentlich fast zehn Kilometer in der aeroben und anaeroben Zone gelaufen; außerdem unterrichtete sie dreimal wöchentlich Aerobic und schwamm danach noch 30 Minuten. Und dann spielte sie noch zweimal wöchentlich mit ihrem Freund Squash. Wendy musste nun erstaunt feststellen, dass ihr Ruhepuls um beinahe fünf Schläge in der Minute angestiegen war, seit sie dieses Programm durchführte. Obendrein war sie dauernd müde. Sie wollte wissen, was sie falsch machte.

Wendy hatte das Training übertrieben. Das passiert echten Fitness-Fanatikern häufiger, vor allem wenn sie das Training nach der Herzfrequenz-Methode zu intensiv beginnen. Auch Wendy hatte versäumt, ein persönliches Programm zu erstellen, das zu den Erfordernissen ihres Lebensstils und ihrem bereits existierenden Sportprogramm passte. Sie trainierte zu hart und zu lange.

Machen Sie also nicht dieselben Fehler wie Jennifer und Wendy, wenn Sie Ihren eigenen 30-Tage-Plan erstellen:

- Beginnen Sie in den ersten Wochen realistisch und schrittweise mit dem Training in einer oder zwei Zonen.
- Kombinieren Sie unterschiedliche körperliche Aktivitäten, damit Sie nicht gleich die Lust verlieren.
- Übertreiben Sie das Training nicht; beschränken Sie die Anzahl der wöchentlichen Trainingseinheiten, besonders in den höheren Zonen.
- Hören Sie auf Ihren Körper. Wenn Sie Schmerzen verspüren oder müde werden, gehen Sie um eine Stufe zurück.

– Denken Sie daran, dass Ihr Einstiegsprogramm von einem 90-Tage-Plan abgelöst wird und schließlich in ein lebenslanges Training übergehen wird. Erwarten Sie also am Ende des ersten Monats weder zu viel noch zu wenig.

In Sport und Beruf bin ich im Laufe meines Lebens zu der Überzeugung gekommen, dass jeder Erfolg von der Willenskraft und der Begeisterung, der Ausdauer und Geduld abhängt. Sie müssen von dem leidenschaftlichen Willen erfüllt sein, ein gesünderes Leben zu führen, und nichts kann diesen Willen besser stärken als Spaß am Training sowie eine messbare Steigerung der körperlichen Fitness. Hier sind also ein abwechslungsreiches Trainingsprogramm und die Kontrolle der Herzfrequenz gefragt. Sie müssen beharrlich bleiben und Rückschläge infolge von Krankheit oder Langeweile nicht einfach hinnehmen. Aus diesem Grund müssen Sie Ihren ganz persönlichen ersten 30-Tage-Trainingsplan erstellen. Sie müssen bei der Gestaltung Ihres neuen Lebens, Ihres neuen Ichs, geduldig sein. Zu Beginn des Trainings nach der Herzfrequenz-Methode mag ein Monat wie eine Ewigkeit erscheinen. Doch nach einigen Monaten oder Jahren wirkt er im Rückblick wie ein kurzer, aber bedeutungsvoller Augenblick in Ihrem Leben. Bevor Sie sich jetzt auf den nächsten Schritt einlassen, möchte ich nochmals die Fitness-Faktoren in Erinnerung rufen, die Ihnen auf Ihrem Weg stetige Begleiter sein sollten.

**Unverzichtbar für den Erfolg: Willenskraft und Begeisterung, Geduld und Ausdauer.**

## Die Fitness-Faktoren

Im Kapitel *Wie die Herzfrequenz-Methode funktioniert* sprachen wir darüber, was das Fitwerden umfasst: Häufigkeit, Intensität und Dauer des Trainings (siehe Seite 28/29). Wenn Sie Ihren ersten 30-Tage-Plan aufbauen, werden Sie sicher alle Komponenten Ihres Trainings stetig Woche um Woche steigern wollen.
Nehmen wir an, Sie haben mit den verschiedensten Sportarten Erfahrungen gesammelt und deren Einfluss auf Ihre Herzfrequenz ermittelt. Nehmen wir folgendes Beispiel: Sie haben dreimal wöchentlich im Bereich von 50 bis 60 Prozent Ihrer maximalen Herzfrequenz trainiert, dabei jedes Mal nicht weniger als 15

Minuten. Sie kennen Ihre Schlaf-, Ihre Ruhe- und Ihre maximale Herzfrequenz. Sie haben Ihre fünf Herzfrequenzzonen berechnet und sich mit der Messtechnik – sei es manuell oder mittels Messgerät – vertraut gemacht. Jetzt ist es an der Zeit, Ihr Trainingsprogramm für die erste Woche zu erstellen.

Während der nächsten vier Wochen werden Sie langsam die drei Fitness-Faktoren steigern: die Zahl der Übungstage von drei auf vier und die Zeitdauer von 15 auf 20 Minuten, und dem Wochenplan schließlich ein weiteres 15-Minuten-Training hinzufügen. Am Ende des ersten Monats werden Sie allmählich die Zeit, die Sie in der jeweiligen Herzfrequenzzone verbringen, auf 25 Minuten erhöht haben. Darüber hinaus werden Sie die Trainingszeit nicht mehr nur in einer Zone verbringen, sondern zur Hälfte in der nächst höheren Zone.

Selbstverständlich werden Sie Ihr Programm entsprechend Ihrer persönlichen Konstitution, Ihrem Lebensstil, Ihren Bedürfnissen und Zielen maßschneidern. Am Beispiel von Jennifer, der untrainierten Ingenieurin, und Wendy, der konditionsstarken Aerobic-Trainerin, werde ich die wesentlichen Fragen und Probleme ausführen. Los geht's!

## 1. Woche

Jennifers persönliches Trainingsbuch zeigt folgende Werte:

| | | |
|---|---|---|
| **Herzfrequenz in der Schlafphase:** | 61 Schläge/Minute | |
| **Ruhefrequenz:** | 72 Schläge/Minute | |
| **Maximale Herzfrequenz:** | 163 Schläge/Minute | |
| **Herzfrequenzzonen** | **Untergrenze** | **Obergrenze** |
| **Herzgesundheitszone** | 81 | 98 Schläge/Minute |
| **Gemäßigte Zone** | 98 | 114 Schläge/Minute |
| **Aerobe Zone** | 114 | 130 Schläge/Minute |
| **Anaerobe Schwellenzone** | 130 | 146 Schläge/Minute |
| **Rote Zone** | 146 | 163 Schläge/Minute |

Da Jennifer körperlich untrainiert ist und zehn Kilogramm Übergewicht hat, sollte sie in der ersten Übungswoche die Anzahl ihrer Trainingseinheiten von drei auf vier erhöhen und dabei die meiste Zeit in der Herzgesundheitszone bei 90 Schlägen/Minute trainieren, gelegentlich aber in die gemäßigte Zone mit ca. 105 Schlägen/Minute vorstoßen.

Um nicht bald die Motivation zu verlieren, sollte Jennifer ihr Training auf dem Heimtrainer um eine neue, angenehme Sportart bereichern, z. B. zweimal wöchentlich einen zügigen 15-minütigen Spaziergang machen.

Ihr Wochenplan könnte also folgendermaßen aussehen:

| Jennifer 1. Woche | Sonntag | Montag | Dienstag | Mittwoch | Donnerstag | Freitag | Samstag | Wochen-summe |
|---|---|---|---|---|---|---|---|---|
| **Sportart** | Gehen | Ruhetag | Heim-trainer | Ruhe | Gehen | Ruhe | Heim-trainer | 2 Aktivitäten |
| **Häufig-keit** | 1 | – | 1 | – | 1 | – | 1 | 4 Trainings-einheiten |
| **Intensität** | Herzge-sundheits-zone | – | Gemäßigte Zone | – | Herzge-sundheits-zone | – | Gemäßigte Zone | 2 Zonen |
| **Dauer** | 15 Minuten | – | 15 Minuten | – | 15 Minuten | – | 15 Minuten | 60 Minuten |

Nun wird sich Jennifer wahrscheinlich fragen, wie sie die Zeit zu diesem regelmäßigen, häufigen Training finden soll. Sportwissenschaftler haben diese Frage vielen beruflich stark engagierten Menschen gestellt und kamen zu folgendem Schluss: Wer von vornherein täglich eine feste Übungszeit einplant, hält leichter durch als Menschen, die täglich nach Lust und Laune über ihr Training entscheiden. Sie fanden ferner heraus, dass die Menschen, die am Morgen ihr Training durchführen, es konsequenter durchhalten. Es scheint, dass stark beschäftigte Personen, die ihr Training am Nachmittag einplanen, ihre Trainingszeiten eher dem Argument opfern, sie seien müde oder hätten andere Verpflichtungen. Wissenschaftler haben auch festgestellt, dass man regelmäßiger trainiert, wenn man es mit einem Gleichgesinnten tut. Suchen Sie sich einen Trainingspartner. Haben Sie sich erst

**Trainieren Sie nach festem Plan, früh morgens, mit einem Partner.**

mal zum Training verabredet, werden Sie es kaum wieder absagen. Außerdem macht es mit anderen mehr Spaß. Am Wochenende können Sie z. B. mit Ihrem Partner oder anderen Familienmitgliedern Sport treiben. Sport bietet eine gute Form der gemeinsamen Freizeitgestaltung. Während der Woche müssen Sie wahrscheinlich Ihre Übungszeit in den hektischen Arbeitstag einpassen. Versuchen Sie doch, gemeinsam mit einem Arbeitskollegen zu trainieren oder vor der Arbeit ein Fitness-Studio aufzusuchen. Ich kenne eine 61-jährige Dame, die unter der Woche in ein 1,5 Kilometer von ihrem Büro entferntes Café geht und dort ihren Kaffee trinkt. Auf diese Weise geht sie an jedem Wochentag regelmäßig eine halbe Stunde zu Fuß.

Unterhalten wir uns an dieser Stelle ein wenig intensiver über den Faktor »Zeit«, bzw. »Trainingsdauer«. Behalten Sie im Sinn, dass wir dabei über drei völlig unterschiedliche Dinge sprechen.

**Die Trainingsdauer ist von wesentlicher Bedeutung.**

*1. Wie lange ist die Gesamtdauer der Trainingseinheit?* Damit meine ich die Zeit, in der der Körper in Bewegung ist, einschließlich Aufwärm- und Abkühlphase. Haben Sie z. B. ein 15-minütiges Training in der Herzgesundheitszone geplant, so beträgt der Zeitaufwand insgesamt ca. 20 Minuten. Sie benötigen zusätzliche Zeit für das Aufwärmen und Abkühlen. Da wir eine Zeitspanne von 25 Minuten in der Herzgesundheitszone anstreben, bedeutet dies einen Zeitaufwand von mindestens 30 Minuten.

*2. Wie lange verweile ich während eines Trainings innerhalb meiner Übungszone?* Wenn ich mir überlege, in welchem Verhältnis die Trainingszeit zu meiner Anstrengung steht, so meine ich im Grunde die Zeit, die ich in der jeweiligen Zone trainiere. **Nur das zählt wirklich bei der Herzfrequenz-Methode: Wie lange ich mich in der angestrebten Trainingszone befinde, abzüglich meiner Aufwärm- und Abkühlphasen.** Für eine Trainingseinheit in der Herzgesundheitszone können je ein oder zwei Minuten Aufwärmen und Abkühlen ausreichend sein, da das Erreichen der persönlichen Zone keine wesentliche Leistungssteigerung erfordert. Ein einminütiges Training im Bereich der roten Zone erfordert dagegen zehn Minuten Vorbereitung und weitere zehn Minuten Abkühlung.

Warum interessiere ich mich für diese unterschiedlichen Angaben? Ganz einfach: Die Zeit, die man in jeder Zone verbringt, entscheidet weitgehend über den Nutzen, den man aus dieser Trainingseinheit zieht.

Denken Sie daran, dass Sie nicht alle Trainingseinheiten gleich lange durchführen müssen. Es ist sinnvoll, intensivere Trainingseinheiten kürzer und weniger anstrengende länger zu gestalten. Es könnte im Einzelfall auch besser sein, am Wochenende eine längere Übungsphase einzulegen statt drei kurzer Einheiten während der Woche.

Frank, ein 45-jähriger Rechtsanwalt, schafft es gelegentlich, dem Terminkalender unter der Woche die eine oder andere längere Trainingszeit abzuringen. Meistens aber gelingt es ihm nur, vor dem Büro gelegentlich 20 Minuten zu schwimmen oder zwischendurch hin und wieder 30 Minuten spazieren zu gehen. Dafür freut er sich darauf, regelmäßig am Wochenende ein- oder zweimal eine Stunde Tennis zu spielen.

*3. Wie viel meiner gesamten wöchentlichen Trainingszeit verbringe ich in jeder einzelnen der Zonen? Mit anderen Worten: Wie kann ich meine Zeit aufteilen, wenn ich in unterschiedlichen Zonen übe?* Ist die Herzgesundheitszone für meine Ziele wichtiger als die gemäßigte Zone? Möchte ich zur Hälfte in der gemäßigten und zur anderen Hälfte in einer intensiveren Zone trainieren? Oder nur ein Viertel meiner Trainingszeit in der intensiveren Zone verbringen? In den folgenden Wochenplänen habe ich Ihnen diese Entscheidung abgenommen. Wenn Ihr erster Trainingsmonat vorüber ist, müssen Sie solche Fragen selbstständig für sich beantworten und Ihre Trainingspläne entsprechend einteilen.

**So steuern Sie verschiedene Herzzonen an.**

Kehren wir nun zu Wendy zurück, der Aerobic-Trainerin, deren persönliches Trainingsprogramm folgendermaßen aussah:

| Herzfrequenz in der Schlafphase: | 50 Schläge/Minute | |
| --- | --- | --- |
| **Ruhefrequenz:** | 63 Schläge/Minute | |
| **Maximale Herzfrequenz:** | 185 Schläge/Minute | |
| **Herzfrequenzzonen** | **Untergrenze** | **Obergrenze** |
| **Herzgesundheitszone** | 93 | 111 Schläge/Minute |
| **Gemäßigte Zone** | 111 | 130 Schläge/Minute |
| **Aerobe Zone** | 130 | 148 Schläge/Minute |
| **Anaerobe Schwellenzone** | 148 | 166 Schläge/Minute |
| **Rote Zone** | 166 | 185 Schläge/Minute |

Da Wendy über Jahre hinweg regelmäßig trainiert hatte und nun in Versuchung geriet, ihr Training nach der Herzfrequenz-Methode zu übertreiben, durfte sie in der ersten Woche weder Häufigkeit oder Intensität noch Anzahl der Trainingseinheiten steigern. Ihr Hauptziel sollte darin bestehen, die Beobachtung ihrer Herzfrequenz zu üben und innerhalb der gewählten Zone zu verbleiben. Wendy wollte vorwiegend in der aeroben Zone mit einer Frequenz um 140 Schläge/Minute trainieren und gelegentlich in die anaerobe Schwellenzone mit einem Wert um 155 Schläge/Minute vorstoßen. Das Wichtigste für sie war es, das Training nicht zu übertreiben. Regelmäßiges, maßvolles Training mit einer begrenzten Anzahl intensiverer Übungseinheiten musste ihre Strategie sein. Sie musste auch lernen, einen übungsfreien Tag in der Woche einzulegen, um ihrem Körper die Möglichkeit zur Regeneration für die nächste Woche zu geben. Ihr Plan für die erste Woche sah folgendermaßen aus:

| Wendy 1. Woche | Sonntag | Montag | Dienstag | Mittwoch | Donnerstag | Freitag | Samstag | Wochensumme |
| --- | --- | --- | --- | --- | --- | --- | --- | --- |
| **Aktivität** | Ruhe | Aerobic | Laufen | Squash | Aerobic | Schwimmen | Aerobic | 4 Aktivitäten |
| **Häufigkeit** | – | 1 | 1 | 1 | 1 | 1 | 1 | 6 Einheiten |
| **Intensität** | – | Aerobe Zone | Aerobe Zone | Gemäßigte Zone | Aerobe Zone | Anaerobe Schwellenzone | Aerobe Zone | 3 Zonen |
| **Dauer** | – | 30 Minuten | 30 Minuten | 60 Minuten | 30 Minuten | 20 Minuten | 30 Minuten | 200 Minuten |

Aber Moment – Wendy wollte doch ihre Form verbessern. Und nun verringerte sie die Anzahl ihrer Trainingseinheiten. Hatte das keinen nachteiligen Effekt? Ja und nein. Ja, diese erste Übungswoche schränkte Wendys Übungsprogramm etwas ein, aber auf diese Weise fühlte sie sich am Sonntagmorgen nicht mehr so ausgelaugt. Nein, bezüglich ihrer körperlichen Fitness erlitt sie keinen Rückschlag, gerade weil sie sich nicht länger bis an ihre Grenze oder gar darüber hinaus belastete. Im Laufe der Zeit wird Wendy dieses vernünftigere Programm weiterentwickeln, da sie mehr auf ihren Körper (ihre Herzfrequenz) hören und damit Körper und Herz kräftigen wird. In kürzerer Zeit wird sie so größere Erfolge erlangen können.

**Weniger Training kann mehr Fitness bringen.**

Ihre eigene körperliche Verfassung, Ihr Lebensstil, Ihre Ansprüche und Ziele ähneln vielleicht den Bedingungen von Wendy oder Jennifer; vielleicht sehen Sie sich aber auch irgendwo zwischen den beiden. Wenn Sie untrainiert mit der Herzfrequenz-Methode beginnen, sollten Sie 100 Prozent Ihrer Trainingszeit in der Herzgesundheitszone üben. Dies bietet Ihnen zwei klare Vorteile. Ohne sich in Gefahr zu begeben, üben Sie hier ausreichend, um Ihre Kondition zu verbessern. Außerdem können Sie sich im Laufe der Zeit schrittweise steigern. Und Sie werden den physiologischen Effekt in Form einer verbesserten kardiovaskulären Leistungsfähigkeit erfahren. Sie werden ein gesünderes Herz bekommen.

Dank dieser verbesserten kardiovaskulären Leistungsfähigkeit kann Ihr Herz mit weniger Schlägen mehr Blut transportieren. Ihr Herz ist gestärkt. Auf lange Sicht bleiben Arterien und Venen frei von Fettablagerungen. Infolge des Trainings in der Herzgesundheitszone sinkt Ihr Blutdruck, Ihr Cholesterinwert verbessert sich, Ihr Körpergewicht bleibt stabil oder Sie nehmen sogar ab. Wenn Sie Ihre Herzfrequenz aufmerksam beobachten, werden Sie feststellen, dass das Training in dieser Zone sowohl den Schlaf- als auch den Ruhepuls absenkt. Das ist äußerst vorteilhaft.

Später können Sie eine höhere Trainingszone einbeziehen, um Abwechslung in Ihr Training zu bekommen und Ihre Fitness weiter zu steigern. In der gemäßigten Zone steigern Sie Geschwindigkeit oder Intensität Ihres Trainings auf 60 bis 70 Prozent Ihrer

**Das Training in der Herzgesundheits- und der gemäßigten Zone entspricht in idealer Weise den Bedürfnissen vieler Freizeitsportler.**

maximalen Herzfrequenz. Bei dieser Trainingsform wird Körperfett als Energielieferant verbraucht. In dieser Zone fordern Sie Ihren Körper stärker, vielleicht beginnen Sie zu schwitzen. Je nach konditioneller Verfassung empfinden die meisten Menschen das Training in der gemäßigten Zone als leicht bis anstrengend.

Ich kenne viele Menschen, die ihr Training ausschließlich in diesen beiden Zonen betreiben. Der Abbau von Körpergewicht in der gemäßigten Zone in Verbindung mit dem Herztraining entspricht den Bedürfnissen der meisten Erwachsenen. In diesen beiden Zonen besteht nur ein geringes Verletzungsrisiko.

Sarah ist 31 und freie Journalistin. Sie hat tagsüber keine Zeit für Wettkampfsportarten und intensives Training. Sie stellte fest, dass sich das Training in der Herzgesundheitzone und der gemäßigten Zone in ihren Lebensrhythmus einfügen lässt – ein Spaziergang hier, ein wenig Radfahren dort, gelegentliches Rudern an ihrer Rudermaschine zu Hause. Das beugt überflüssigen Pfunden vor und erfüllt ihren Wunsch nach kardiovaskulärer Leistungsfähigkeit.

Wenn Sie meinen, zu fit zu sein, um in den unteren Belastungszonen zu trainieren, dann ist das in Ordnung. Denken Sie dabei aber an Wendy und haben Sie Geduld. Dann werden Sie Fortschritte sehen, vorausgesetzt Sie bewahren sich Ihre Freude am Fitnessprogramm bis in die zweite Trainingswoche.

## 2. Woche

Wenn Sie nach der ersten Woche erkennen müssen: »Das Ganze ist schwieriger als erwartet, es fällt mir schwer, in meinen Zonen zu bleiben und die Zeit für mein Training zu erübrigen«, sollten Sie eventuell noch eine Woche lang das Programm der ersten Woche beibehalten und keine Veränderungen vornehmen. Wenn Sie mit Ihrer ersten Fitness-Woche zufrieden und zu größerer Anstrengung bereit sind, wollen Sie vielleicht die Trainingsdauer in Ihrer Zone erhöhen oder die Anzahl Ihrer Übungen, ohne dabei die Intensität zu verändern.

Jennifer, die lasch gewordene Ingenieurin, steckte sich in der ersten Woche folgende Ziele: Verbesserung der kardiovaskulären

Leistungsfähigkeit durch Training in der Herzgesundheitszone sowie gesteigerte Fettverbrennung durch Training in der gemäßigten Zone. In der zweiten Woche nun wollte sie die gesamte Trainingszeit erhöhen und etwas mehr Abwechslung in ihr Training bringen. Ihr Wochenplan sah wie folgt aus:

| Jennifer 2. Woche | Sonntag | Montag | Dienstag | Mittwoch | Donnerstag | Freitag | Samstag | Wochensumme |
|---|---|---|---|---|---|---|---|---|
| **Sportart** | Tennis | Ruhetag | Heimtrainer | Ruhetag | Gehen | Ruhetag | Heimtrainer | 3 Aktivitäten |
| **Häufigkeit** | 1 | – | 1 | – | 1 | – | 1 | 4 Trainingseinheiten |
| **Intensität** | Herzgesundheitszone | – | Gemäßigte Zone | – | Herzgesundheitszone | – | Gemäßigte Zone | 2 Zonen |
| **Dauer** | 40 Minuten | – | 20 Minuten | | 20 Minuten | | 20 Minuten | 100 Minuten |

In der ersten Woche trainierte Jennifer insgesamt 60 Minuten. In der zweiten Woche wollte sie die Trainingsdauer auf 100 Minuten erhöhen. Das erschien zunächst als großer Sprung, aber Jennifer hatte die Zeiteinheiten angemessen erhöht, da sie jeweils nur fünf Minuten an das Training auf dem Heimtrainer und an das Gehen anhängte. Einen großen Zuwachs brachten die 40 Minuten Tennistraining; das Tennisspielen wollte sie unbedingt wieder aufnehmen. Es war nicht zu anstrengend, brachte aber Abwechslung ins Programm und verhinderte so einen Motivationseinbruch. Jennifer konzentrierte sich auf ihre Ziele und war sorgsam darauf bedacht, die richtigen Zonen einzuhalten. So holte sie den größtmöglichen Nutzen aus jeder Trainingsminute heraus. Insgesamt bedeuteten diese 100 Minuten weniger Zeitaufwand als das Anschauen eines Spielfilms.

Wenn Sie zu Beginn Ihres Trainings nach der Herzfrequenz-Methode in schlechterer Kondition waren als Jennifer, sollten Sie sich auf die Anstrengung einstellen, die das Training in einer höheren Belastungsstufe mit sich bringt. Selbst wenn Sie mit nur 15 Minuten Training in der gemäßigten Zone beginnen, kann diese Anstrengung zur Herausforderung werden. In der gemäßig-

**Die gemäßigte Zone bringt die ersten Schweißtropfen.**

ten Zone werden Sie ein wenig ins Schwitzen kommen, sollten jedoch nicht kurzatmig werden. Wenn es Ihnen zu anstrengend wird, brechen Sie ab und zählen Ihren Puls aus oder lesen seinen Wert auf dem Messgerät ab. Es kann sehr leicht passieren, dass Sie Ihre Trainingszone verlassen haben und in die aerobe Zone geraten sind. Das passiert schnell, aber dafür sind wir noch nicht gerüstet.

Wendy dagegen fühlte sich natürlich fit genug, um ihr Training zu intensivieren. Sie fügte Trainingseinheiten in zwei Zonen hinzu und gestaltete die zweite Woche wie folgt:

| Wendy 2. Woche | Sonntag | Montag | Dienstag | Mittwoch | Donnerstag | Freitag | Samstag | Wochensumme |
|---|---|---|---|---|---|---|---|---|
| Aktivität | Ruhe | Aerobic | Laufen | Squash | Aerobic | Schwimmen | Aerobic | 4 Aktivitäten |
| Häufigkeit | – | 1 | 1 | 1 | 1 | 1 | 1 | 6 Einheiten |
| Intensität | – | Aerobe Zone (25 Min.), anaerobe Schwellenzone (5 Min.) | Aerobe Zone (30 Min.), anaerobe Schwellenzone (10 Min.) | Gemäßigte Zone | Aerobe Zone (25 Min.), anaerobe Schwellenzone (5 Min.) | Aerobe Zone (10 Min.), anaerobe Schwellenzone (20 Min.) | Aerobe Zone (25 Min.), anaerobe Schwellenzone (5 Min.) | 3 Zonen |
| Dauer | – | 30 Minuten | 40 Minuten | 60 Minuten | 30 Minuten | 30 Minuten | 30 Minuten | 220 Minuten |

Jennifer hängte an jedes Lauf- und Schwimmtraining zehn Minuten an. Noch wichtiger war, dass sie diese Phase in einer höheren Zone, d. h. beim Training in der aeroben Zone im anaeroben Bereich umsetzte. Wendy erreichte dies, indem sie die Trainingszeit zwischen den beiden Zonen aufteilte, also Zwei-Zonen-Einheiten bildete. Die meiste Zeit verblieb sie in der aeroben Zone und stieß dann, sobald sie gut aufgewärmt war, einige Minuten in die anaerobe Zone vor. Diese wenigen Minuten mögen kaum erwähnenswert erscheinen. Wendy verspürte aber diesen leichten Trainingsunterschied bereits kurze Zeit später an ihrer Muskulatur und auf lange Sicht auch in ihrer gesamten Fitness. Doch sobald Wendy wieder in Gefahr gerät, zu viel zu trainieren, sollte sie in ihren Aktivitäten etwas nachlassen.

Wenn Sie nun Ihre eigene zweite Trainingswoche zusammenstellen, passen Sie das Programm Ihrer persönlichen Kondition, Ihren Wünschen und Zielen an. Jennifer und Wendy waren ehrgeizig und nahmen sich die Zeit zu einem intensiveren Training. Folgen auch Sie diesen Prinzipien: Sie wollen jede Woche mehr tun, dies aber in Übereinstimmung mit Ihrer Lebensart und ohne Langeweile oder Schmerzen.

## 3. Woche

Wenn Sie zwei Wochen an Ihrem Übungsprogramm festgehalten haben, wird Ihnen das Trainieren immer leichter fallen und Sie werden bestimmt ungeduldig nach einem Training in einer höheren Zone verlangen. Ihr Körper gewöhnt sich an höhere Anforderungen (intensiveres Training über eine längere Zeit), indem er leistungsfähiger wird. Um sich ebenso anstrengen zu müssen wie zu Beginn des Trainings, müssen Sie nun Intensität und/oder Dauer der Trainingseinheiten erhöhen. In der dritten Woche werden Sie vielleicht mit dem Training in einer weiteren, anstrengenderen Zone beginnen wollen oder die Dauer der Trainingseinheiten in Ihrer Zone erhöhen. Wie sollen Sie dabei vorgehen? Maßvoll und mit Geduld – natürlich.
Schauen wir uns Jennifers Plan für die dritte Woche an:

| Jennifer 3. Woche | Sonntag | Montag | Dienstag | Mittwoch | Donnerstag | Freitag | Samstag | Wochensumme |
|---|---|---|---|---|---|---|---|---|
| **Sportart** | Gehen | Ruhetag | Heimtrainer | Tennis | Gehen | Ruhetag | Heimtrainer | 3 Aktivitäten |
| **Häufigkeit** | 1 | – | 1 | 1 | 1 | – | 1 | 5 |
| **Intensität** | Herzgesundheitszone (15 Min.), gemäßigte Zone (10 Min.) | – | Gemäßigte Zone | Herzgesundheitszone (20 Min.), gemäßigte Zone (20 Min.) | Herzgesundheitszone (15 Min.), gemäßigte Zone (10 Min.) | – | Gemäßigte Zone | 2 Zonen |
| **Dauer** | 25 Minuten | – | 25 Minuten | 40 Minuten | 25 Minuten | – | 25 Minuten | 140 Minuten |

Jennifer steigerte ihr Training von vier- auf fünfmal pro Woche. Sie hatte sich bislang wohl gefühlt und einige Pfund abgenommen und wollte sich unbedingt steigern. Ihr Körper hatte ihr zu verstehen gegeben, dass es ihm gut ging und er bereit war weiterzumachen. Sie trainierte nun 140 Minuten in der Woche. Zusätzlich erhöhte sie die Geschwindigkeit beim Spazierengehen. Dabei verbrachte sie nun einige Zeit in der gemäßigten Zone. Sie versuchte außerdem, ihr Tennisdoppel gegen ein Einzelspiel zu tauschen, wohl wissend, dass dies die Trainingsintensität erhöht.

Wendy dagegen sollte nicht noch öfter Sport treiben. Ermüdungs- oder Verletzungsgefahr stellen für jemanden, der so viel Sport treibt wie sie, eine echte Gefahr dar. Wendy wollte aber unbedingt die Dauer ihrer Lauf- und Schwimmeinheiten sowie die Intensität ihrer Squashspiele erhöhen, da sie das Spiel inzwischen gut beherrschte. Dies war der Plan ihrer dritten Woche:

| Wendy 3.Woche | Sonntag | Montag | Dienstag | Mittwoch | Donnerstag | Freitag | Samstag | Wochensumme |
|---|---|---|---|---|---|---|---|---|
| Aktivität | Ruhe | Aerobic | Laufen | Squash | Aerobic | Schwimmen | Aerobic | 4 Aktivitäten |
| Häufigkeit | – | 1 | 1 | 1 | 1 | 1 | 1 | 6 Einheiten |
| Intensität | – | Aaerobe Zone (25 Min.), anaerobe Schwellenzone (5 Min.) | Aerobe Zone (40 Min.) anaerobe Schwellenzone (18 Min.), rote Zone (2 Min.) | Gemäßigte Zone (45 Min.), aerobe Zone (15 Min.) | Aerobe Zone (25 Min.), anaerobe Schwellenzone (5 Min.) | Aerobe Zone (20 Min.), anaerobe Schwellenzone (18 Min.), rote Zone (2 Min.) | Aerobe Zone (25 Min.), anaerobe Schwellenzone (5 Min.) | 4 Zonen |
| Dauer | – | 30 Minuten | 60 Minuten | 60 Minuten | 30 Minuten | 40 Minuten | 30 Minuten | 250 Minuten |

Wendy erhöhte ihre bisherige Trainingszeit um 30 Minuten und veränderte ein wenig die Trainingsintensität. Sie erhöhte den Schwierigkeitsgrad, wo immer sie konnte. Der Wunsch, sich mehr zu fordern, war weiterhin stark ausgeprägt. Daher verausgabte sie sich während des Schwimmens und Laufens für einige Minuten voll und gelangte damit in die rote Zone. Ihr Herzfrequenzmessgerät lieferte ihr das notwendige Feedback. So konnte sie sicher sein, jeweils nur zwei Minuten in der roten Zone zu trainieren.

Bis Sie selbst nicht in Bestform sind, sollten Sie sich während der ersten vier Wochen keinesfalls in die rote Zone vorwagen. Selbst die anaerobe sowie die aerobe Zone können für Sie gegenwärtig noch ein unerreichbares Ziel darstellen.

## 4. Woche

Die vierte Woche bezeichne ich als Herzzonen-Plateau. Sie haben innerhalb von drei Wochen Häufigkeit, Intensität und Dauer Ihrer Trainingseinheiten gesteigert. Nun sollten Sie innehalten und den maximalen Nutzen aus dem Plan der dritten Woche herausholen. Keine Angst, in den nächsten Kapiteln werden wir nach weiteren Möglichkeiten Ausschau halten, das Gewichtsproblem in den Griff zu bekommen, Ihr Herz zu stärken sowie Fitness und Schnelligkeit zu verbessern. Wir werden darüber hinaus ein 90-Tage-Programm erstellen, in das alle Wünsche Ihres eigenen Herzfrequenz-Trainings aufgenommen werden.

**Schon ist viel erreicht – wie geht's weiter?**

Jennifer und Wendy hätten den Plan der dritten Woche auch in der vierten Woche umsetzen können; doch sie wollten ihn aufgrund ihrer Erfahrungen aus den vergangenen Wochen ein wenig abändern. Jennifer empfand das Tenniseinzel während der Arbeitswoche als zu anstrengend. Sie verlegte es deshalb auf einen Samstag. Dies wiederum machte einige Veränderungen des Samstagtrainings erforderlich. Da das Training auf dem Heimtrainer sie noch immer langweilte, entschied sich Jennifer, eine Einheit durch einen Aerobic-Anfängerkurs zu ersetzen. Wendy hatte seit Monaten versucht, sie zur Teilnahme an einer ihrer Gruppen zu überreden. Den Plan ihrer vierten Woche sehen Sie auf der Seite 48.

Jennifer hatte beschlossen, weiterhin fünf Trainingseinheiten in der Woche beizubehalten. Es war ihr unmöglich, einen weiteren Tag einzuplanen. Aber sie fühlte sich so energiegeladen, dass sie ihren Blick auf die aerobe Zone richtete. Diese erreichte sie nun während ihres Mittwochsports für eine kurze, überschaubare

| Jennifer 4. Woche | Sonntag | Montag | Dienstag | Mittwoch | Donnerstag | Freitag | Samstag | Wochen-summe |
|---|---|---|---|---|---|---|---|---|
| **Sportart** | Gehen | Ruhetag | Heimtrainer | Aerobic | Gehen | Ruhe | Tennis | 4 Aktivitäten |
| **Häufig-keit** | 1 | – | 1 | 1 | 1 | – | 1 | 5 Trainings-einheiten |
| **Intensität** | Herzge-sundheits-zone (15 Min.), gemäßigte Zone (10 Min.) | – | Gemäßigte Zone | Herzge-sundheits-zone (10 Min.), gemäßigte Zone (10 Min.), aerobe Zone (10 Min.) | Herzge-sundheits-zone (15 Min.), gemäßigte Zone (10 Min.) | – | Herzge-sundheits-zone (20 Min.), gemäßigte Zone (20 Min.) | 3 Zonen |
| **Dauer** | 25 Minuten | – | 25 Minuten | 30 Minuten | 25 Minuten | – | 40 Minuten | 145 Minuten |

zehnminütige Phase. Ansonsten nahm sie lediglich einige Feinab-
stimmungen des Plans der dritten Woche vor.

Wendy übernahm ihr Programm der dritten Woche weitgehend
unverändert. Sie hatte allerdings herausgefunden, dass die vier
Minuten in der roten Zone sie an ihre Grenzen führten. So verblieb sie nun in der anaeroben Zone. Ihr leicht veränderter vier-
ter Wochenplan sah folgendermaßen aus:

| Wendy 4. Woche | Sonntag | Montag | Dienstag | Mittwoch | Donnerstag | Freitag | Samstag | Wochen summe |
|---|---|---|---|---|---|---|---|---|
| **Aktivität** | Ruhe | Aerobic | Laufen | Squash | Aerobic | Schwimmen | Aerobic | 4 Aktivitäten |
| **Häufigkeit** | – | 1 | 1 | 1 | 1 | 1 | 1 | 6 Einheiten |
| **Intensität** | – | Aerobe Zone (25 Min.), anaerobe Schwellen-zone (5 Min.) | Aerobe Zone (40 Min.), anaerobe Schwellen-zone (20 Min.) | Gemäßigte Zone (45 Min.), aerobe Zone (15 Min.) | Aerobe Zone (25 Min.), anaerobe Schwellen-zone (5 Min.) | Aerobe Zone (20 Min.), anaerobe Schwellen-zone (20 Min.) | Aerobe Zone (25 Min.), anaerobe Schwellen-zone (5 Min.) | 3 Zonen |
| **Dauer** | – | 30 Minuten | 60 Minuten | 60 Minuten | 30 Minuten | 40 Minuten | 30 Minuten | 250 Minuten |

Kennen Sie jene gläsernen Modelle des menschlichen Körpers, anhand derer Biologielehrer veranschaulichen, was im Inneren des Menschen vor sich geht? Stellen Sie sich vor, wir könnten nach den ersten vier Wochen Herzfrequenz-Training in die Körper von Wendy und Jennifer schauen und in ihren Gedanken lesen. Was würden wir feststellen?

– Der Herzmuskel ist gestärkt und leistungsfähiger und zieht sich kraftvoller zusammen; das Herz-Kreislaufsystem zeigt weniger Fettablagerungen.
– Die Körpermuskulatur ist in einem verbesserten Spannungszustand und kann so mehr Arbeit mit weniger Kraftaufwand verrichten.
– Eine verbesserte Muskel-Fett-Relation geht mit dem Abbau von überflüssigem Körperfett Hand in Hand.
– Der Appetit ist gut, aber nicht übersteigert; der Körper wird ausreichend versorgt, ohne ungewollte Pfunde zuzulegen.
– Eine rosigere Gesichtsfarbe und ein insgesamt gesünderes Aussehen.
– Eine fröhliche Miene voller Stolz über den Schritt in die Fitness.
– Eine positivere Einstellung zum Leben, gesteigertes Selbstwertgefühl, körperliches Wohlbefinden, Energie und Zuversicht.

Von diesen positiven Veränderungen wird jeder, der die Herzfrequenz-Methode durchführt, profitieren, egal ob er das Training bei null beginnt oder bereits ein Wettkampfsportler ist. Bevor wir unser 4-Wochen-Programm hinter uns lassen, wollen wir einen Blick auf beide Enden des Leistungsspektrums werfen.

Wenn Sie Ihre Kondition auf S. 20–22 als schlecht bis mäßig eingestuft haben, wollen Sie sicher herausfinden, welche Sportarten in die unteren Zonen passen. Sollten Sie gehen oder laufen, Rad fahren oder schwimmen, Aerobic oder Square-Dance betreiben, am Zirkeltraining oder Gewichtheben teilnehmen, Golf oder Basketball spielen? Die Herzfrequenz-Methode lässt sich auf alle Sportarten anwenden, deshalb können Sie frei auswählen. Einzig wichtig ist, dass Sie Ihren Puls in der Zone halten, deren positive Ergebnisse Sie erzielen wollen.

Es passiert allzu leicht, dass Sie beim Training über oder unter die

**Wählen Sie für Ihr Training die Sportarten, die Ihnen am meisten Spaß machen.**

**Trainings-
programm für
Einsteiger ...**

gewünschte Zone gelangen. Um in der gewünschten Zone zu verbleiben, muss man regelmäßig die Herzfrequenz messen. Doch
ob Sie lieber joggen oder gehen wollen, müssen Sie selbst entscheiden. Um in der gemäßigten Zone zu bleiben, müssen Neu-
einsteiger oftmals nur langsam gehen. Besser durchtrainierte
Sportler müssen joggen, um eine für die ausgewählte Intensitäts-
stufe ausreichende Belastung für ihr Herz zu erreichen.

Im Folgenden finden Sie einige Trainingsvorschläge für die ersten
vier Wochen für Einsteiger mit schwacher Kondition in den unteren Belastungsstufen. Diese Vorschläge sind aber keineswegs bin-
dend. Wenn Sie festgestellt haben, dass sich Ihre Herzfrequenz
beim Staubsaugen bis in die gemäßigte Zone erhöhen lässt, tun
Sie dies! (Weitere Informationen zu den folgenden Aktivitäten
finden Sie in den Kapiteln *Ein gesundes Herz durch maßvolles
Training* und *Keine Gewichtsprobleme mehr!*.) Die folgenden
Vorschläge gelten für Jennifers Trainingszustand.

## Sportliche Aktivitäten
## in der Herzgesundheitszone

*Gehen:* Ob Sie gemächlich oder zügig gehen, hängt von Ihrer
Herzfrequenz ab. Untrainierte sollten gemächlich und gleichmäßig, nicht allzu forsch gehen. Es ist abwechslungsreicher, wenn
Sie die Hälfte Ihres Gehpensums bei Spaziergängen draußen absolvieren und die andere Hälfte zu Hause auf dem Laufband.
*Radfahren:* Vielleicht müssen Sie zunächst ganz langsam fahren.
Aber auf dem Fahrrad oder dem Heimtrainer kann beinahe jeder
im Bereich der Herzgesundheitszone trainieren. Versuchen Sie
nicht gleich, auf dem Fahrrad Berge zu erklimmen. Später jedoch
kann das Fahrradfahren zu einer Ihrer intensivsten Trainingsformen werden.
*Schwimmen:* In jedem Schwimmbad kann man Senioren sehen, die gemächlich beim Brustschwimmen ihre Bahnen ziehen.
Langsames Brustschwimmen ist eine ideale Aktivität für die
Herzgesundheit und zählt zu den sanftesten sportlichen Betätigungen, die dem gesamten Körper zugute kommen.

*Fitness-Studio:* Versuchen Sie einmal die Bodenübungen der Gymnastik- oder Aerobic-Gruppe im Fitness-Studio. Seien Sie darauf bedacht, lediglich die Bodenübungen zu machen und nicht vor Begeisterung am gesamten Aerobic-Programm teilzunehmen – dies würde schnell Ihre Herzfrequenz in die Höhe treiben. Yoga basiert fast ausschließlich auf Bodenübungen und ist als Trainingsform in dieser Zone geeignet.

*Krafttraining:* Eine gleichmäßige 20- bis 30-minütige Trainingsphase, in der geringe Gewichte gehoben werden, ist üblicherweise als Training in der Herzgesundheitszone geeignet. Diese Sportart formt die Oberarmmuskulatur. Überprüfen Sie während des Trainings Ihre Herzfrequenz.

## Sportliche Aktivitäten in der gemäßigten Zone

*Gehen:* Die meisten Menschen erreichen durch zügiges Gehen den Bereich der gemäßigten Zone. Im Wettkampf gelangen Profi-Geher bis in oder über die aerobe Zone. Wer sehr gut trainiert, aber mit der Gehtechnik nicht vertraut ist, wird zwischendurch joggen müssen, um die Pulszahl angemessen zu erhöhen.

**... und für Fortgeschrittene.**

*Radfahren:* Bei einem Fahrradausflug oder einem längeren Training auf dem Heimtrainer werden Sie in die gemäßigte Zone gelangen. Überprüfen Sie immer wieder Ihre Herzfrequenz. Wenn Sie müde werden, erhöht sie sich. Also sollten Sie am Ende der Tour ein wenig langsamer werden.

*Stepp-walker:* Diese Stufengeräte finden sich hauptsächlich in Fitness-Studios; es gibt sie aber auch für das Training zu Hause. Kontrolliertes Treppensteigen führt in die gemäßigte Zone und macht Spaß.

Doch um es nochmals deutlich zu sagen: Niemals sollte man sich überfordern. Wenn die Herzfrequenz über die Werte der gewählten Zone gelangt, gehen die Vorteile des Trainings in dieser Zone verloren.

*Schwimmen:* Freistil-Schwimmen kann man entweder in der gemäßigten oder in der aeroben Zone. Es hängt davon ab, wie schnell und intensiv Sie schwimmen und wie gut Ihre Technik ist.

Doch schon beim sanften, gleichmäßigen Bahnenschwimmen maximiert der Körper die Fettverbrennung.

*Fitnesskurse:* Bei mittelmäßiger Kondition gelangt man in Anfängerkursen in die gemäßigte Zone. Kurse für Fortgeschrittene sind anfangs nicht geeignet; die Herzfrequenz kann dabei über die gemäßigte Zone hinaus ansteigen.

*Tennis:* Dieses Spiel stellt eine empfehlenswerte Aktivität in der gemäßigten Zone dar. Allerdings hat Tennis den Nachteil, dass es meist eine Intervall- und keine Dauerbelastung mit sich bringt. Wir stehen da und warten auf den Ball, schlagen ihn zurück und manchmal jagen wir auch den Bällen nach, die hinter uns auftreffen. Messen Sie daher während eines Tennisspiels häufig die Herzfrequenz, nicht nur unmittelbar, nachdem Sie einem Ball nachgelaufen sind. So finden Sie heraus, ob sich Ihre Herzfrequenz stets in der gewünschten Zone befindet. Ist dies der Fall, dann ist Tennis die richtige Sportart für Ihr Training. Wenn nicht, spielen Sie Tennis einfach nur zum Spaß und profitieren von seinen Vorzügen als Mehrzonentraining.

Was machen Sie, wenn Sie bereits topfit sind? Bestimmt sind viele meiner Leser gut trainiert.

Marlene ist 35 Jahre alt; ihr Hobby ist der Marathonlauf. Wir trainieren gelegentlich zusammen. Als wir das erste Mal über die Herzfrequenz-Methode sprachen, meinte sie, dass sie sich dieses Training durchaus vorstellen könnte. Allerdings wollte sie dafür keinesfalls ihr bisheriges Sportprogramm aufgeben. Als professionelle Triathletin konnte ich das völlig verstehen. Als ich die Herzfrequenz-Methode entwickelte, verzichtete ich deswegen auch nicht auf meine ein bis drei Stunden Radfahren, Schwimmen oder Laufen. Stattdessen experimentierte ich zusätzlich in den unteren Zonen; gelegentlich ersetzte ich auch meine Höchstbelastung durch dieses Training.

Marlene reduzierte ihre 16-km-Läufe in der aeroben Zone von fünf- auf dreimal wöchentlich. Zusätzlich joggte sie an zwei Tagen in der gemäßigten Zone und führte an einem Tag Sprints oder Intervalltraining in der anaeroben Zone durch. Es stellte sich heraus, dass sie infolge dieser kombinierten Aktivitäten (mit niedrigen und hohen Intensitäten) ihren Energiehaushalt über die

**Kombinieren Sie die Trainingszonen!**

Woche gleichmäßiger aufrechterhalten konnte. Am Ende des ersten Monats hatte sie sich im Marathonlauf um einige Minuten verbessert. Ihr Training erforderte weniger Zeit und sie steigerte dennoch ihre Leistungen.

Wenn Sie also Wettkampfsportler sind oder bereits ein Sportprogramm durchführen, behalten Sie am besten Ihr normales Training bei und messen dabei lediglich regelmäßig Ihre Herzfrequenz. Wollen Sie dann in die Herzfrequenz-Methode einsteigen, fügen Sie einige weniger intensive Trainingseinheiten hinzu oder tauschen sie so wie Wendy gegen einige andere Aktivitäten aus. So gelangen Sie zu einem ausgewogenen 30-Tage-Programm. Sie werden sicherlich überrascht sein, wie angenehm dieses maßvolle Training sein kann. Und Ihr Körper wird es Ihnen danken. Wahrscheinlich wissen Sie, dass übermäßiges Trainieren die häufigste Ursache von Sportunfällen ist.

Die Kontrolle Ihrer Herzfrequenz bei jedem Training dürfte für Sie selbstverständlich werden, besonders wenn Sie auf Wettkampfniveau trainieren. Nähere Informationen finden Sie im Kapitel *Die Endstufe des Herzfrequenz-Trainings*. Dieses Kapitel richtet sich speziell an Hochleistungssportler. Wer gut trainiert ist oder gar Leistungssport betreibt, sollte auch die Kapitel *Rundum topfit!* und *Die kreative Gestaltung Ihres Fitnessprogramms* lesen; hier werden Langzeitprogramme entwickelt und zusätzliche Anreize für das Training besprochen.

**Durchtrainierte Sportler ergänzen ihr bestehendes Training durch die Herzfrequenz-Methode.**

## Ihr persönliches Trainingstagebuch

Bislang boten die Wochenpläne eine gute Möglichkeit, Häufigkeit, Intensität und Dauer Ihres ersten vierwöchigen Trainingsplans zu entwickeln und immer neu anzupassen. Erstellen Sie diese Pläne wochenweise nacheinander. Sie werden eine Menge dazulernen, wenn Sie auf Ihren Körper hören und Ihre Herzfrequenz beobachten. Das gewonnene Wissen bestimmt dann die Erstellung des nächsten Wochenplans.

## *Trainingstagebuch*

|  | Sonntag | Montag | Dienstag | Mittwoch | Donnerstag | Freitag | Samstag | Wochen-summe |
|---|---|---|---|---|---|---|---|---|
| **Aktivität** | | | | | | | | |
| **Häufigkeit** | | | | | | | | |
| **Intensität** | | | | | | | | |
| **Dauer** | | | | | | | | |

# Ein gesundes Herz
# durch maßvolles Training

Kürzlich begleitete ich meine Kollegin Margret bei ihrem ersten Training nach der Herzfrequenz-Methode. Sie hatte sich gerade von einem leichteren Herzinfarkt erholt. Wir wollten von unserem Büro aus zehn Minuten gemütlich die Straße hinauf- und dann auf der anderen Seite wieder zurückgehen. Margret musste vorsichtig im Bereich der Herzgesundheitszone beginnen und durfte nicht ins Schwitzen geraten. Also unterhielten wir uns die ganze Zeit über. So waren wir sicher, dass sie nicht außer Atem kam. Der Arzt hatte festgestellt, dass ihre maximale Herzfrequenz bei 170 Schlägen/Minute liegt, ihre Herzgesundheitszone also zwischen 85 bis 102 Schlägen/Minute. Dieser Wert bezeichnete den Richtwert für die angestrebte Intensität.

Wir wärmten uns einige Minuten auf und achteten dabei auf unser Tempo. Dann schauten wir auf die Anzeige unserer Herzfrequenzmessgeräte und verglichen unsere Frequenzen. Wir stellten einen dramatischen Unterschied fest. Meine Herzfrequenz betrug 92 Schläge/Minute und lag damit knapp unterhalb der Untergrenze meiner Herzgesundheitszone zwischen 100 und 120 Schlägen/Minute. Dies bedeutete, dass ich mich mehr anstrengen müsste, um in den richtigen Bereich zu kommen. Margrets Herzfrequenz lag bei 118 Schlägen/Minute. Dies bedeutete, dass sie nicht nur bereits außerhalb ihrer Herzgesundheitszone lag, sondern schon im obersten Bereich ihrer gemäßigten Zone (zwischen 102 und 119 Schlägen/Minute).

Dieser Unterschied von 26 Schlägen/Minute zwischen unseren Werten illustriert die Differenz in der Herzleistung zwischen einem trainierten und einem untrainierten Herzen. Ich trainiere

**Ein untrainiertes Herz muss sanft in die Gänge kommen.**

täglich mehrere Stunden; dies ist für einen Wettkämpfer in einer Ausdauerdisziplin durchaus üblich. Margret dagegen stand gerade am Anfang eines Rehabilitationsprogramms. Sie hatte lange Zeit überhaupt keinen Sport mehr betrieben. Unser Beispiel zeigt, wie unterschiedlich sich dieselbe körperliche Betätigung auf zwei Menschen auswirken kann. Wir hätten niemals festgestellt, welche unterschiedliche Wirkung ein Spaziergang auf unsere Körper hat, wenn wir nicht unsere Herzfrequenz gemessen hätten. Margret hätte sich vielleicht bald überanstrengt und ihre Gesundheit gefährdet. Ich hingegen hätte den Eindruck gehabt, überhaupt keine Leistung zu erbringen, da die Intensität dieser Belastung nicht ausreichte, um meine bestehende Kondition zu verbessern. Sofort bremste ich Margret auf 102 Schläge/Minute ab, den Maximalwert ihrer Herzgesundheitszone. Später im Büro sagte sie, es beunruhige sie, dass ihr Puls so viel stärker angestiegen sei als meiner. Gleichzeitig aber fand sie es richtig, da dieser Wert ihren gegenwärtigen Fitness-Stand in messbarer und verständlicher Form wiedergab. Diese Überprüfbarkeit motivierte sie und half ihr, das Problem zu bewältigen.

**Dieselbe Aktivität kann, je nach körperlicher Verfassung, in verschiedene Herzfrequenzzonen führen.**

Diese kurze Einführung in die Herzfrequenz-Methode machte Margret den Zusammenhang zwischen Trainingsintensität und körperlicher Anstrengung verständlich. Sie erfuhr, wie man sich körperlich in zwei unterschiedlichen Belastungszonen fühlt und wie sich die Herzfrequenz entsprechend verändert. Sie erkannte, dass auch bei der gleichen Aktivität die Pulszahl eines anderen Menschen nichts über die eigene Trainingsintensität aussagt. Sie erkannte, dass sie weder außer Atem kommen noch sich übermäßig verausgaben musste, um ihre körperliche Fitness zu steigern.

Natürlich habe ich noch mehr Bekannte, die im Bereich der Herzgesundheitszone trainieren.

Roger, 76 Jahre alt, hat gerade mit dem Herzfrequenz-Training begonnen. Auch nach seiner Pensionierung war er körperlich nie völlig inaktiv. Er geht angeln, spielt gelegentlich Golf, betreibt Goldwäscherei. Sein Arzt bestätigte ihm, dass er bei guter Gesundheit war. Doch während der letzten Jahre musste er feststellen, dass er nicht mehr so vital und energiegeladen war wie früher. Deshalb wollte er nun mit einem regelmäßigen körperlichen Training beginnen. Der Arzt empfahl ihm regelmäßige, leichte Betätigung und eine periodische Überprüfung seiner Fortschritte. Roger kaufte sich ein Herzfrequenzmessgerät. Ich ermutigte ihn, machte Vorschläge und gab Ratschläge und schon war er dabei!

## Ist Ihr Herz gesund?

Was ist ein gesundes Herz? Wichtig ist seine Fähigkeit, bei erhöhter Belastung die Blutversorgung zu verbessern. Dies kann auf unterschiedliche Weise erfolgen. So zieht sich ein gesundes Herz z. B. kräftiger zusammen als ein krankes. Das gesunde Herz dehnt sich aus, wenn das Blut in die Herzkammer fließt, damit es beim nächsten Schlag mehr Blut transportieren kann. Das gesunde Herz zieht sich kräftig zusammen, die Klappen bewegen sich sanft, die Schlagadern sind sauber und frei von Fettablagerungen. Es schlägt mit niedriger Schlaf- und Ruhefrequenz. Dies bedeutet, dass ein gesundes Herz vermehrte Arbeit verrichten kann und dazu wenig Energie benötigt.

### Wie wird das Herz gesund?

Zwei Schlagworte hierzu: Körperliche Aktivität und fettarme Ernährung.

Wenn Sie sich körperlich verausgaben, trainiert dies zwangsläufig auch das Herz. Wenn Sie intensiv Sport treiben, gewöhnt sich das Herz an höhere Belastungen und arbeitet intensiver. Es nimmt an Größe und Kraft zu. Aber das Training hat noch weitere positive Auswirkungen. Die Blutgefäße des gesamten Körpers profitieren von regelmäßigem Training. Die Anzahl der Kapillaren im Herzmuskel vergrößert sich, die Cholesterinablagerungen gehen zurück, ebenso wie der Cholesterinspiegel im Blut. Und beim Training im niedrigen Intensitätsbereich sinkt auch der Blutdruck.

Regelmäßige körperliche Aktivität bringt noch weitere Vorteile.

**Bewegung und fettarme Ernährung sind Voraussetzung für ein gesundes Herz.**

Wer regelmäßig Sport treibt, reduziert das Risiko, an Diabetes, Überernährung, Osteoporose sowie einigen Krebsarten zu erkranken. Praktisch jeder Sporttreibende berichtet über zunehmende Energie und Vitalität. Regelmäßiges Training kann Depressionen vorbeugen, fördert den Stressabbau und erhöht die Menge der Substanzen im Blut, die positive Gefühle vermitteln – denken wir nur an das Hochgefühl des Langstreckenläufers.

Selbst die Seele profitiert von körperlicher Bewegung. Professoren verschiedener Universitäten fanden eine Beziehung zwischen körperlicher Bewegung und dem Gefühl innerer Ruhe und Einssein mit der Natur heraus. Diesen Zustand glaubte man bisher eher durch Meditation als durch einen Spaziergang zu erlangen. Meine eigenen Erfahrungen bestätigen diese Erkenntnisse. Ich laufe nicht einfach nur, bis ich fertig bin, sondern werde vielmehr getragen von der Glut der Endorphine, der körpereigenen Glückshormone. Es stimmt: Immer wenn man sich ein greifbares Ziel setzt und es beharrlich verfolgt – wie z. B. ein regelmäßiges Fitnessprogramm – gewinnt man an Selbstvertrauen und Selbstzufriedenheit. Die Tatsache, dass sich der Körper verändert, leistungsfähiger und kräftiger wird, macht dieses spezielle Ziel so befriedigend.

## Ist das Training in der Herzgesundheitszone für Sie geeignet?

Ich empfehle das Training in der Herzgesundheitszone nur oder hauptsächlich zwei Personengruppen.

Zum einen den älteren Erwachsenen wie Roger. Untrainierte 50- bis 60-Jährige und fitte 70-Jährige sollten die meisten Trainingseinheiten in der Zone der Herzgesundheit durchführen. Eine stärkere Belastung bringt dieser Altersgruppe keinen zusätzlichen Gewinn, sie erhöht nur das Verletzungsrisiko.

**Für Menschen mit Herz-Kreislauf-Problemen ist das Training in der Herzgesundheitszone optimal.**

Zur zweiten Gruppe zählen Menschen mit bekannten oder vermuteten Herz-Kreislauf-Problemen wie z. B. Margret. Diese Gruppe umfasst 20 bis 30 Prozent der Bevölkerung. Für sie ist das Training in diesem Bereich ideal: Es kräftigt auf sichere Weise das Herz. Ich habe viele Menschen kennen gelernt, denen ein koronares Rehabilitationsprogramm verordnet wurde und die auf Empfehlung ihres Kardiologen in der Herzgesundheitszone trainieren. Die koronare Rehabilitation umfasst immer eine Form der Bewegung, um die Leistungsfähigkeit des Herzens zu verbessern. Es wurde wiederholt gezeigt, dass ein angemessenes Bewegungsprogramm das Sterberisiko nach einem überstandenen Herzinfarkt vermindert und die Lebensqualität der Patienten verbessert.

Übergewichtige Personen müssen nicht ausschließlich in der Herzgesundheitszone trainieren. Wenn Sie übergewichtig, aber ansonsten gesund sind und keine Herz-Kreislauf-Probleme haben, können Sie direkt ein Programm zur Gewichtsreduktion (siehe Kapitel *Keine Gewichtsprobleme mehr!*) beginnen.

Im Folgenden werden nun die ersten Schritte eines Trainings in der Herzgesundheitszone angeführt.

## 1. Schritt:
## Ist eine ärztliche Untersuchung erforderlich?

Vor dem körperlichen Training führen Sie einen Gesundheits-Check durch. Beantworten Sie zunächst den Fragenkatalog auf S. 31. Senioren oder Personen mit gesundheitlichen Problemen sollten einige zusätzliche Faktoren abwägen. Wenn Sie eine der folgenden Fragen mit »ja« beantworten, sollten Sie Ihren Arzt konsultieren.

**Fragen Sie sich selbst, bevor Sie den Arzt fragen.**

1. Sind Sie über 60 Jahre alt und an körperliche Bewegung überhaupt nicht gewöhnt?
2. Kamen in Ihrer Familie Herzkranzgefäßerkrankungen vor dem 55. Lebensjahr vor?
3. Bekommen Sie nach körperlicher Anstrengung Schmerzen oder Druckgefühle in der linken Brustseite, der Brustmitte oder dem linken Arm-, Schulter- und Nackenbereich?
4. Wurde Ihnen schon einmal von leichten Übungen schwindlig oder wurden Sie gar ohnmächtig?
5. Ist Ihr Blutdruck erhöht oder hat Ihr Arzt hohen oder stark schwankenden Blutdruck erwähnt?

6. Hat der Arzt bei Ihnen eine Herzerkrankung wie Angina pectoris, Herzrhythmusstörungen oder ein Herzgeräusch diagnostiziert?

7. Hatten Sie schon einmal einen Herzinfarkt?

8. Haben Sie Knochen- oder Gelenkprobleme, z. B. Arthritis?

9. Bestehen andere Erkrankungen, die bei Aufnahme eines Bewegungsprogramms zusätzlicher Aufmerksamkeit bedürfen?

(Übernommen vom U.S. National Heart, Lung and Blood Institut, 1981)

Die 52-jährige Margret beantwortete nur die siebte Frage mit »ja«. Dies wäre Grund genug gewesen, sie zu einem Arzt zu schicken, wenn sie nicht bereits in ärztlicher Behandlung gewesen wäre. Roger musste die erste und achte Frage mit »ja« beantworten, da er an Kniegelenksverschleiß leidet.

## 2. Schritt: Häufige Fragen

Sie haben den Fragebogen ausgefüllt, alle Fragen beantwortet und wenn nötig die Zustimmung Ihres Arztes eingeholt. Sind Sie jetzt startbereit? Noch nicht ganz. Bevor Sie das Herzfrequenz-Training beginnen, sollten wir gemeinsam einige häufig gestellte Fragen durchgehen.

Die Antworten werden Ihren Trainingsplan ebenfalls beeinflussen.

– **Werde ich durch das Herzfrequenz-Training ein Sportlerherz entwickeln?**

**Das Sportlerherz ist heute etwas Positives.**

Antwort: Ja und nein. Dieser Begriff wurde im späten 19. Jahrhundert von Ärzten geprägt, die davon ausgingen, dass sportliche Belastung das Herz durch Vergrößerung und Schwächung schädige. Heute verstehen wir darunter bestimmte Eigenschaften des Herzmuskels wie niedrige Ruhefrequenz, erhöhtes Schlagvolumen und verbesserte Transportleistung. Die Antwort muss folglich »ja« lauten, wenn wir diese moderne Definition zugrunde legen. Sie werden ein Sportlerherz bekommen und das ist gut so.

– **Kann ich trotz eines Herzgeräuschs mit der Herzfrequenz-Methode beginnen?**

**Antwort:** Ja, nach medizinischer Abklärung. Früher wurde automatisch Sport verboten, wenn ein Herzgeräusch vorlag. Mittlerweile wissen wir, dass die meisten Herzgeräusche, insbesondere bei trainierten Menschen, unbedeutend sind und ihr Auftreten nicht mit einer Herzerkrankung gleichzusetzen ist. Zum Beispiel besteht bei 80 Prozent der Profi-Läufer ein Herzgeräusch; es handelt sich dabei um ein Merkmal ihrer Fitness und nicht um ein Krankheitssymptom. Diese Läufer haben auch häufig Herzrhythmusstörungen. Solange keine zusätzlichen Symptome auftreten, besteht kein Anlass zur Sorge.

– **Darf ich mich bei Bluthochdruck körperlich anstrengen?**

**Antwort:** Wenn Ihr systolischer Blutdruckwert 160 oder der diastolische 90 überschreitet oder Sie ein Medikament gegen den Bluthochdruck einnehmen, zählen Sie zur Risikogruppe für eine koronare Herzerkrankung. Sie sollten sich vor Beginn eines Trainingsprogramms einer ärztlichen Untersuchung unterziehen. Sportliche Betätigung hilft, einen erhöhten Blutdruck zu senken. Die Herzfrequenz-Methode kann Ihren Blutdruck dauerhaft senken helfen. Trainieren Sie vorwiegend in den unteren Belastungsstufen, da sich das Training in den höheren Zonen weniger günstig auf den Blutdruck auswirkt.

**Sport kann Ihren Blutdruck senken.**

– **Kann ich auch als Herzpatient trainieren?**

**Antwort:** Ja. Zu Ihrer Sicherheit müssen Sie jedoch einige Überlegungen anstellen. (Deshalb ist die Benutzung eines Herzfrequenzmessgeräts zur genauen Beobachtung Ihres Pulses so wichtig). Beachten Sie alle Anweisungen Ihres Arztes und unterrichten Sie ihn fortlaufend über Ihr Training. Unterteilen Sie die Trainingseinheiten, wenn Ihnen ein längeres Training schwer fällt. Günstig sind Einheiten von fünf bis 15 Minuten mehrmals am Tag. Nehmen Sie sich mehr Zeit zum Aufwärmen vor und zum Abkühlen nach dem Training. Verbleiben Sie außerdem möglichst lange in den niedrigen Belastungszonen. Und als Letztes: Wenn Sie durch Gewichtheben Ihre Muskelkraft verbessern wollen, ist dies durchaus empfehlenswert. Achten Sie aber darauf, dass Sie bei häufigen Wiederholungen niedrigere Gewichte verwenden.

**Auch Herzpatienten dürfen trainieren.**

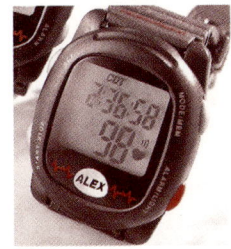

– **Ich habe gehört, dass man keinen Sport betreiben sollte, weil man nur eine bestimmte Herzschlagzahl im Leben zur Verfü-**

gung hat und sie durch Sport schneller verbraucht wird. Ist das wahr?

Antwort: Nein. Jeder Herzschlag ist wertvoll. Trotzdem ist der Vorrat unbegrenzt. Das Herz verschleißt nicht nach einer bestimmten geleisteten Schlagzahl; kein Muskel tut dies. Außerdem führt häufigeres Training zu einer Verringerung der Herzfrequenz. Je mehr Training nach der Herzfrequenz-Methode Sie betreiben, desto niedriger wird Ihr Ruhepuls. Wenn Sie durch das Training die Frequenz auf 58 Schläge/Minute absenken, ein normaler Wert für trainierte Sportler, werden Sie sechs Millionen Herzschläge pro Jahr oder auf die gesamte Lebenserwartung hochgerechnet über 400 Millionen Schläge einsparen.

|                                         | Untrainiertes Herz | Herz nach Herzfrequenz-Training |
| --------------------------------------- | ------------------ | ------------------------------- |
| Ruhepulsschläge / Minute                | 72                 | 58                              |
| Schläge in der Stunde                   | 4320               | 3480                            |
| Schläge am Tag                          | 103 680            | 83 520                          |
| Zusätzliche Schläge beim Training *     | 0                  | 936 000                         |
| Schläge im Jahr                         | 37 843 200         | 31 420 800                      |
| Eingesparte Schläge pro Jahr            | -                  | 6 422 400                       |
| Eingesparte Schläge in 70 Jahren        | -                  | 449 568 000                     |

* Auf der Basis von vier 30-minütigen Trainingseinheiten pro Woche in der aeroben Zone (159 Schläge/Min.).

## 3. Schritt:
## Der Beginn Ihres Herzfrequenz-Trainings

Zwar sind noch nicht alle Ursachen der koronaren Herzerkrankung bekannt, doch wissen wir um die wichtigsten Risikofaktoren in unserer Lebensweise. Je mehr Risikofaktoren oder ungesunde Verhaltensweisen bestehen, desto höher liegt das Risiko.

Im Folgenden möchte ich Ihnen zeigen, wie Sie Ihre Fitness und die Leistungsfähigkeit Ihres Herzens rasch einschätzen können. Dieser Test ersetzt natürlich keine ärztliche Untersuchung. Er vermittelt Ihnen aber eine gute Vorstellung davon, welche Ihrer Gewohnheiten das Risiko einer koronaren Herzerkrankung erhöhen. Addieren Sie die ermittelten Punktwerte in den Kästchen, die Ihre gegenwärtige Verfassung am besten beschreiben. Je niedriger der Wert, desto gesünder ist Ihr Herz. Und umso geringer ist die Gefahr, eine Herzerkrankung zu bekommen.

Manche Angaben, wie die Fragen nach sportlicher Betätigung, **Alter** und **Gewicht**, sind ganz einfach vorzunehmen. Andere erfordern ein wenig Überlegung.

In der Rubrik **Erbfaktoren** zählen Sie Elternteile und Geschwister, die Herzprobleme hatten.

Bei der Frage nach dem **Tabakkonsum** müssen Sie einen Punkt hinzufügen, wenn Sie als Raucher tief inhalieren und die Zigaretten bis zum Ende rauchen. (Aber Sie dürfen keinen Punkt abziehen, wenn Sie weder inhalieren noch die Zigarette bis zu Ende rauchen.)

**Bewegung:** Wenn Sie regelmäßig und häufig Sport treiben, dürfen Sie die Punktzahl um eins reduzieren.

**Cholesterin- oder Fettgehalt der Nahrung:** Wenn Sie in letzter Zeit den Cholesterinwert nicht mehr haben bestimmen lassen, schätzen Sie ehrlich ab, welche Menge an gehärteten Fetten Sie konsumieren. (Diese sind gewöhnlich tierischen Ursprungs – Rind, Schaf, Schwein, Schmalz und Milchprodukte.)

**Blutdruck:** Wenn Sie zwar keine aktuellen Blutdruckwerte haben, aber unbeanstandet eine Vorsorge- oder Versicherungsuntersuchung vornehmen ließen, liegt Ihr systolischer Wert wohl um 140.

Die Frage nach dem **Geschlecht** berücksichtigt die Tatsache, dass Männer sechs- bis zehnmal häufiger Herzerkrankungen entwickeln als Frauen im gebärfähigen Alter. Allerdings sind infolge nachteiliger Gewohnheiten wie Rauchen auch immer mehr Frauen gefährdet.

**Bestimmte Risikofaktoren gefährden das Herz.**

## Das Risiko einer Herzerkrankung: ein Lifestyle-Test*

| Alter | 10–20 | 21–30 | 31–40 | 41–50 | 51–60 | 61–70+ |
|---|---|---|---|---|---|---|
| | **1** | **2** | **3** | **4** | **6** | **8** |
| **Bewegung** | Intensive Anstrengung bei Arbeit und Freizeit **1** | Mäßige Anstrengung bei Arbeit und Freizeit **2** | Sitzende Tätigkeit und intensive Anstrengung in der Freizeit **3** | Sitzende Tätigkeit und mäßige Anstrengung in der Freizeit **5** | Sitzende Tätigkeit und leichte Anstrengung in der Freizeit **6** | Völliger Bewegungs- mangel **8** |
| **Erb- faktoren** | Keine bekannte Herz- erkrankung in der Familie **1** | Ein Angehöriger über 60 mit Herz- Kreislaufleiden **2** | Mehr als ein Angehöriger über 60 mit Herz- Kreislaufleiden **3** | Ein Angehöriger unter 60 mit Herz- Kreislaufleiden **4** | Mehr als ein Angehöriger unter 60 mit Herz- Kreislaufleiden **5** | Drei oder mehr Angehörige unter 60 mit Herz- Kreislaufleiden **7** |
| **Gewicht** | Mehr als 2,5 kg Untergewicht **0** | Zwischen 2,5 kg Unter- oder Übergewicht **1** | 3–10 kg Übergewicht **2** | 10–12 kg Übergewicht **3** | 13–25 kg Übergewicht **5** | Mehr als 25 kg Übergewicht **7** |
| **Tabak- konsum** | Nichtraucher **0** | Zigarren- oder Pfeifen- raucher **1** | Weniger als 10 Zigaretten täglich **2** | 20 Zigaretten täglich **4** | 30 Zigaretten täglich **6** | 40 oder mehr Zigaretten täglich **10** |
| **Cholesterin- oder Fett- gehalt der Nahrung** | Cholesterin unter 180 mg/dl, keine tie- rischen oder gehärteten Fette **1** | Cholesterin zwischen 181 und 205 mg/dl, Ernährung mit 10 % tieri- schem oder ge- härtetem Fett **2** | Cholesterin zwischen 206 und 230 mg/dl, Ernährung mit 20 % tieri- schem oder ge- härtetem Fett **3** | Cholesterin zwischen 231 und 255 mg/dl, Ernährung mit 30 % tieri- schem oder ge- härtetem Fett **4** | Cholesterin zwischen 256 und 280 mg/dl, Ernährung mit 40 % tieri- schem oder ge- härtetem Fett **5** | Cholesterin zwischen 281 und 300 mg/dl, Ernährung mit 50 % tieri- schem oder ge- härtetem Fett **7** |
| **Blutdruck** | Systolischer (oberer) Wert zwischen 100 und 119 **1** | Systolischer (oberer) Wert zwischen 120 und 139 **2** | Systolischer (oberer) Wert zwischen 140 und 159 **3** | Systolischer (oberer) Wert zwischen 160 und 179 **4** | Systolischer (oberer) Wert zwischen 180 und 199 **6** | Systolischer (oberer) Wert über 200 **8** |
| **Geschlecht** | Weiblich unter 40 Jahren **1** | Weiblich zwischen 40 und 50 **2** | Weiblich über 50 **3** | Männlich **4** | Untersetzt, männlich **6** | Kahl, untersetzt, männlich **7** |

*   Diese Tabelle wurde übernommen von der Michigan Heart Association.

Nach der Durchführung des Tests ermitteln Sie Ihren Punktwert und nehmen die Eingruppierung entsprechend der folgenden Tabelle vor. Nun können Sie die Empfehlung zur Durchführung Ihres Herzfrequenz-Trainings ablesen.

| Punktwert | Risikostufe | Empfehlung für das Herzfrequenz-Training |
|---|---|---|
| 6–11 | Weit unterdurchschnittliches Risiko | Sie führen wahrscheinlich bereits ein Training durch – behalten Sie es bei! |
| 12–17 | Unterdurchschnittliches Risiko | Beginnen Sie Ihr Training noch heute. |
| 18–24 | Durchschnittliches Risiko | Beginnen Sie langsam und steigern sich stetig. |
| 25–31 | Mäßiges Risiko Herzgesundheitszone. | Trainieren Sie mindestens einen Monat lang in der |
| 32–40 | Hohes Risiko | Trainieren Sie in den ersten beiden Monaten in der Herzgesundheitszone und suchen Sie den Arzt auf. |
| 41–62 | Sehr hohes Risiko | Lassen Sie sich zunächst vom Arzt beraten. |

Im Folgenden sind die Testergebnisse von Margret und Roger angeführt:

*Margret*

*Alter:* 52 Jahre. **6 Punkte.**

*Bewegung:* Margret hat jahrelang keinen Sport betrieben und übt zudem den ganzen Tag über eine sitzende Tätigkeit aus. Sie gab an »völliger Bewegungsmangel«. **8 Punkte.**

*Erbfaktoren:* Margrets Vater erlitt im Alter von 68 Jahren einen Herzinfarkt. 2 Punkte.

*Gewicht:* Margrets Arzt hatte bereits auf das Risiko, das ihre 20 Kilogramm Übergewicht darstellen, hingewiesen. **5 Punkte.**

*Tabakkonsum:* Margret raucht ca. ein halbes Päckchen Zigaretten täglich, versucht aber davon loszukommen. **2 Punkte.**

*Cholesterin:* Margarets Cholesterinspiegel beträgt 246 mg/dl. **4 Punkte.**

*Blutdruck:* Margrets systolischer Blutdruckwert lag bei der letzten Untersuchung bei 143 mm Hg; in Absprache mit dem Arzt versucht sie diesen Wert zu senken. **3 Punkte.**

*Geschlecht:* Margret ist weiblich und über 50. **3 Punkte.**

Es ergeben sich **33 Punkte**; damit gehört Margret der Hochrisikogruppe an. Der Test verdeutlicht Margret, dass sie das Risiko, Herzprobleme zu bekommen, senken kann, wenn sie weniger raucht, abnimmt und regelmäßig Sport treibt. Zur steten Erinnerung bringt sie ihr Testergebnis an der Kühlschranktür an.

**Roger**

*Alter:* 76 Jahre. **8 Punkte.**

*Bewegung:* Im Ruhestand beschloss Roger, die Schriftstellerei zu seiner Hauptbeschäftigung zu machen. In der Freizeit spielt er Golf, angelt und betreibt Goldwäscherei. Im Test gab er an: »sitzende Tätigkeit« und »leichte körperliche Betätigung in der Freizeit«. **6 Punkte.**

*Erbfaktoren:* In Rogers Familie sind keine Herzerkrankungen bekannt. **1 Punkt.**

*Gewicht:* Roger hat etwa 7,5 kg Übergewicht. **2 Punkte.**

*Tabakkonsum:* Roger gönnt sich gelegentlich eine Zigarre. **1 Punkt.**

*Cholesterin:* Rogers Cholesterinwert beträgt 212. Seine Tochter ist Vegetarierin und will ihn schon lange dazu bewegen, seinen Fleischkonsum zu reduzieren. Bislang erfolglos. Nach diesem Test denkt Roger aber daran, den Gemüseburgern doch eine Chance zu geben. **3 Punkte.**

*Blutdruck:* Rogers systolischer Wert beträgt 117. **1 Punkt.**

*Geschlecht:* Roger ist ein großer, normal gebauter Mann. **4 Punkte.**

Rogers Gesamtzahl beträgt *26 Punkte*. Er trägt damit ein mäßiges Risiko für eine koronare Herzerkrankung. Es störte ihn ein wenig, dass allein sein Alter und Geschlecht schon zwölf der 26 Punkte brachten. Er will nun etwas für seine Gesundheit tun und zwar regelmäßig Sport treiben, das Rauchen einstellen und den Fleischkonsum reduzieren.

**Fast jeder kommt gesund zur Welt ...**

Wenn auch Ihr Wert zu hoch liegt, betrachten Sie dies als Herausforderung, ihn zu senken. Aber wie? Wir wissen, dass Bewegung das Risiko am stärksten reduziert. Bei der Geburt war Ihr Herz mit Sicherheit gesund. Doch im Laufe der Jahre müssen Sie etwas dafür tun, um diese Gesundheit zu erhalten. Eine fettarme Ernährung allein reicht nicht aus. Es genügt auch nicht, aufs Rauchen zu verzichten oder Stress zu vermeiden. Erst die Summe aller Veränderungen in der Lebensweise garantiert ein gesundes Herz. Am wichtigsten ist die regelmäßige sportliche Bewegung.

**... und kann diese Gesundheit erhalten.**

## So bekommen Sie ein gesundes Herz: das Training in der Herzgesundheitszone

Im Bereich von 50 bis 60 Prozent Ihrer maximalen Herzfrequenz liegt die Herzgesundheitszone. Das Training in dieser Zone erfordert die geringste Belastung und ist ideal geeignet für Anfänger und für Personen mit speziellen Bedürfnissen. Es macht Spaß, ist nicht anstrengend und stärkt die kardiovaskuläre Gesundheit. Außerdem wird auch etwas Körperfett verbrannt und man hat das Gefühl, eine Leistung vollbracht zu haben. Bei mir liegt diese Zone zwischen 100 und 120 Schlägen/Minute (50 bis 60 Prozent meiner maximalen Herzfrequenz von 200 Schlägen/Minute). Anhand der Tabelle unten können Sie die Spanne Ihrer Herzgesundheitszone bestimmen und die obere und untere Grenze in Ihr Trainingstagebuch eintragen.

### *Maximale Herzfrequenz und Herzgesundheitszone*

| Max. HF | 155 | 160 | 165 | 170 | 175 | 180 | 185 | 190 | 195 | 200 | 205 | 210 |
|---|---|---|---|---|---|---|---|---|---|---|---|---|
| 50 % (Untergrenze) | 78 | 80 | 83 | 85 | 88 | 90 | 93 | 95 | 98 | 100 | 103 | 105 |
| 60 % (Obergrenze) | 93 | 96 | 99 | 102 | 105 | 108 | 111 | 114 | 117 | 120 | 123 | 126 |

Bevor Sie Ihr Training beginnen, möchte ich Sie nochmals an einen Grundsatz erinnern: Überfordern Sie sich nicht. Warum? Weil Überforderung, vor allem für Anfänger, völlig überflüssig ist. Sie werden von nur drei bis vier kurzen Trainingseinheiten pro Woche in der Herzgesundheitszone bereits deutlich profitieren. Überforderung kann genau das Gegenteil bewirken. Erin-

**Achten Sie darauf, sich nicht zu überfordern.**

nern Sie sich noch an die Erfahrung meines Bruders Chris? Er konnte seine Blutdruckmedikamente erst absetzen, als er seine Leistung drosselte und von der aeroben in die Herzgesundheitszone wechselte.

Auf S. 33–54 entwarfen wir ein erstes 30-Tage-Programm. Beim Herzgesundheitsprogramm geht es um Monate, nicht um Wochen. Für Menschen wie Margret und Roger ist eine kurzfristige Leistungssteigerung nicht das Ziel. Langfristige gesundheitliche Erfolge sind beabsichtigt. Die Erfolge zeichnen sich im Laufe der Zeit ab. Menschen mit besonderen Bedürfnissen sollten in erster Linie auf Sicherheit achten. Veränderungen sollten bei jedem Übungsprogramm nie abrupt, sondern ganz allmählich vorgenommen werden.

**Haben Sie Geduld! Sie haben Zeit, um fit zu werden.**

Wenn Sie nach einem Monat bereit sind, die Belastung zu erhöhen, beginnen Sie mit dem Programm des zweiten Monats und am Ende des zweiten mit dem des dritten Monats. Widerstehen Sie der Versuchung, sich schneller zu steigern. Sie haben viel Zeit, fit zu werden. Nehmen Sie sich diese Zeit. Und falls Sie sich am Ende eines Monats nicht in Topform fühlen, sollten Sie Ihr Trainingsprogramm noch nicht ausbauen. So einfach ist das. Behalten Sie das Trainingsprogramm des ersten Monats so lange bei, wie es Ihr Arzt empfiehlt.

Kontrollieren Sie während des Trainings immer Ihre Herzfrequenz. Verlangen Sie nicht zu viel von sich. Eine mäßige Steigung auf einer ansonsten ebenen Strecke lässt Ihren Pulsschlag um zehn bis 30 Schläge/Minute ansteigen. Behalten Sie Ihr Ziel im Auge: Training in der Herzgesundheitszone. Lernen Sie durch häufige Wiederholungen die Zone richtig kennen. Wenn Sie erst einmal wissen, wie stark Sie die verschiedenen Aktivitäten in der Herzgesundheitszone im Normalfall beanspruchen, werden Sie erstaunt sein, welche Faktoren Ihre Herzfrequenz noch beeinflussen. Ein Schnupfen, schlechte Laune, ein besonders warmer oder kalter Tag genügen oft schon, um die Herzfrequenz zu erhöhen. Dasselbe gilt für Wasserverlust (Dehydration). Dieses Problem ist bei niedrigen Frequenzen von geringerer Bedeutung, aber trotzdem sollten Sie vor, bei und nach dem Training ausreichend Flüssigkeit zu sich nehmen.

## *1. Monat*

Margret und Roger begannen ihre Trainingsprogramme nahezu bei null. Ihre Ärzte empfahlen Ihnen zunächst leichte und kurze Trainingseinheiten. Margret konnte sich anfangs noch nicht entscheiden, welche Art der Bewegung ihr am besten gefiel; deshalb wechselte sie während ihres ersten Monats häufig die Sportart und probierte die verschiedensten Alternativen aus. Ihr Plan für den ersten Monat sah folgendermaßen aus:

| Margret 1. Monat | Sonntag | Montag | Dienstag | Mittwoch | Donnerstag | Freitag | Samstag | Wochen-summe |
|---|---|---|---|---|---|---|---|---|
| **Aktivität** | Ruhe | Gehen | Ruhe | Schwimmen | Ruhe | Zirkeltraining | Rad fahren | 4 Aktivitäten |
| **Häufigkeit** | – | 1 | – | 1 | – | 1 | 1 | 4 Einheiten |
| **Intensität** | – | Herzge-sundheits-zone | – | Herzge-sundheits-zone | – | Herzge-sundheits-zone | Herzge-sundheits-zone | 1 Zone |
| **Dauer** | – | 15 Minuten | – | 15 Minuten | – | 15 Minuten | 15 Minuten | 60 Minuten |

Anfangs war sich Margret nicht sicher, ob sie drei- oder viermal in der Woche trainieren sollte. Zunächst trainierte sie montags, mittwochs und freitags je 15 Minuten vor der Arbeit. Nach zwei Wochen wollte ihr Ehemann am Wochenende bei ihrem Sportprogramm mitmachen und sie fuhren samstags gemeinsam in einem nahen Park Fahrrad. Margrets Trainingsplan umfasste so bereits vier Termine. Margret kam mit Übungseinheiten von 15 Minuten am besten zurecht; längere Phasen ermüdeten sie. Am Ende des ersten Monats stellte der Arzt fest, dass ihr Cholesterinspiegel um fünf Punkte gefallen war; ihre Waage zeigte eine Gewichtsabnahme von 1,5 Kilogramm.

Auch Roger stieg gleich voll ins Training ein. Sein Trainingsplan im ersten Monat steht auf S. 70.
Der Seniorentreff an seinem Wohnort veranstaltete Gruppenspaziergänge. Roger beschloss, sich der Anfängergruppe anzuschließen und viermal wöchentlich morgens 20 Minuten spazieren zu gehen. Bei Regen traf sich die Gruppe zum Spaziergang im Ein-

| Roger 1. Monat | Sonntag | Montag | Dienstag | Mittwoch | Donnerstag | Freitag | Samstag | Wochen-summe |
|---|---|---|---|---|---|---|---|---|
| Aktivität | Ruhe | Gehen | Gehen | Ruhe | Gehen | Gehen | Ruhe | 1 Aktivität |
| Häufig-keit | – | 1 | 1 | - | 1 | 1 | – | 4 Einheiten |
| Intensität | – | Herzge-sundheits-zone | Herzge-sundheits-zone | – | Herzge-sundheits-zone | Herzge-sundheits-zone | – | 1 Zone |
| Dauer | – | 20 Minuten | 20 Minuten | – | 20 Minuten | 20 Minuten | – | 80 Minuten |

kaufszentrum. Roger empfand die Spaziergänge als angenehme und gesellige Aktivität und er verlor bald 5 Pfund Gewicht. Diese schnelle Gewichtsabnahme beunruhigte ihn sogar; aber der Arzt war sehr angetan und erklärte ihm, das Gewicht werde sich nach den ersten paar Monaten stabilisieren. Roger gefiel besonders, dass sein Trainingsplan die Wochenenden aussparte; diese hielt er sich frei für Fahrten in die Berge und andere Freizeitaktivitäten.

## 2. Monat

Im zweiten Monat drängen die meisten Anfänger darauf länger zu trainieren. Margret und ihr Arzt kamen überein, das Training im Verlauf des nächsten Monats um einige Minuten zu verlängern. Ihr Plan gestaltete sich folgendermaßen:

| Margret 2. Monat | Sonntag | Montag | Dienstag | Mittwoch | Donnerstag | Freitag | Samstag | Wochen-summe |
|---|---|---|---|---|---|---|---|---|
| Aktivität | Ruhe | Gehen | Ruhe | Boden-gymnastik | Ruhe | Zirkel-training | Rad fahren | 4 Aktivitäten |
| Häufig-keit | – | 1 | – | 1 | – | 1 | 1 | 4 Einheiten |
| Intensität | – | Herzge-sundheits-zone | – | Herzge-sundheits-zone | – | Herzge-sundheits-zone | Herzge-sundheits-zone | 1 Zone |
| Dauer | – | 15 Minuten | – | 20 Minuten | – | 15 Minuten | 20 Minuten | 70 Minuten |

Margret verlängerte das Fahrradtraining um fünf Minuten, da ihr Mann ein wenig weiter fahren wollte und sie selbst die Ausflüge nicht als ermüdend empfand. Sie suchte eine Alternative zum Schwimmen, da ihr der Aufwand mit Duschen und Haarewaschen zu groß war. Als Alternative wählte sie einen 20-minütigen Kurs »Bodengymnastik« in einer Sportschule. Es gefiel ihr, hier in geselliger Runde etwas für ihre Gesundheit zu tun. Insgesamt trainierte Margret nun in der Woche zehn Minuten mehr. Das reichte aus, um auf abwechslungsreiche Art die Fitness zu verbessern, ohne sich einem Gesundheitsrisiko auszusetzen. Am Ende des zweiten Monats hatte Margret weitere 1,5 Kilogramm abgenommen.

Roger musste feststellen, dass das viele Laufen seine Knie belastete; deshalb wollte er seinen Plan etwas abändern. Sein Programm im zweiten Monat sah folgendermaßen aus:

| Roger 2. Monat | Sonntag | Montag | Dienstag | Mittwoch | Donnerstag | Freitag | Samstag | Wochensumme |
|---|---|---|---|---|---|---|---|---|
| Aktivität | Ruhe | Gehen | Schwimmen | Ruhe | Gehen | Schwimmen | Ruhe | 2 Aktivitäten |
| Häufigkeit | – | 1 | 1 | – | 1 | 1 | – | 4 Einheiten |
| Intensität | – | Herzgesundheitszone | Herzgesundheitszone | – | Herzgesundheitszone | Herzgesundheitszone | – | 1 Zone |
| Dauer | – | 20 Minuten | 30 Minuten | – | 20 Minuten | 30 Minuten | – | 100 Minuten |

Rogers Arzt empfahl, einen Monat lang das Gehen zur Hälfte durch Schwimmen zu ersetzen. Schwimmen ist schonender für die Knie. Trotzdem konnte sich Roger weiterhin zweimal mit seiner Laufgruppe treffen. Auch im Schwimmbad knüpfte er in der Seniorengruppe neue Kontakte. Er schwamm am liebsten in gemächlichem Tempo und fühlte sich im Wasser länger wohl als auf der Straße. Er verlängerte seine wöchentliche Trainingszeit um 20 Minuten. Am Monatsende stellte der Arzt fest, dass der Cholesterinspiegel um sechs Punkte gefallen war. Roger hatte ein weiteres Kilo abgenommen. Er fand dies enorm, aber seine Tochter erinnerte ihn daran, dass er schon immer recht schlank gewesen war. Als junger Mann war er sogar untergewichtig gewesen und nun gewann sein Körper mit Hilfe der sportlichen Betätigung wieder sein ursprüngliches Gleichgewicht und baute Muskelmasse auf.

### 3. Monat

Im dritten Monat werden Sie vielleicht den Wunsch verspüren, die Trainingsdauer in Ihrer Zone zu verlängern oder die Zahl der Übungseinheiten zu erhöhen. Doch denken Sie daran, dass jede Steigerung die Wahrscheinlichkeit erhöht, dass sich am Ende des Trainings der Pulsschlag über die Herzgesundheitszone hinaus erhöht. Beobachten Sie Ihr Messgerät oder messen Sie den Puls regelmäßig. Dann sollte es gelingen, ihn im richtigen Bereich zu halten.

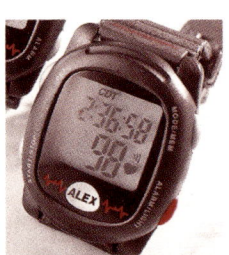

Margrets Trainingsplan für den dritten Monat war Ausdruck ihrer gesteigerten Leistungsfähigkeit und ihrer Begeisterung für das Herzfrequenz-Training:

| Margret 3. Monat | Sonntag | Montag | Dienstag | Mittwoch | Donnerstag | Freitag | Samstag | Wochen- summe |
|---|---|---|---|---|---|---|---|---|
| **Aktivität** | Gehen | Rad fahren | Ruhe | Boden- gymnastik | Ruhe | Zirkel- training | Rad fahren | 4 Aktivitäten |
| **Häufigkeit** | 1 | 1 | – | 1 | – | 1 | 1 | 5 Einheiten |
| **Intensität** | Herzge- sundheits- zone | Herzge- sundheits- zone | – | Herzge- sundheits- zone | – | Herzge- sundheits- zone | Herzge- sundheits- zone | 1 Zone |
| **Dauer** | 20 Minuten | 20 Minuten | – | 20 Minuten | – | 15 Minuten | 20 Minuten | 95 Minuten |

Nicht nur Margret hatte ihren Spaß an körperlicher Bewegung entdeckt. Auf Wunsch ihres Mannes nahmen sie einen Sonntagsspaziergang in ihr Programm auf. Beide genossen die entspannende gemeinsame Freizeit auf ihren Fahrrädern und er wünschte sich mehr dieser Unternehmungen. Nun dachte Margret auch über ihre anderen Sportaktivitäten nach. Da ihr das Radfahren so viel Spaß machte, beschloss sie, montags auf dem Heimtrainer im Gymnastikstudio zu trainieren. Da beide, sie und ihr Mann, höhere Belastungen anstrebten und sie sich auch zunehmend fitter fühlte, war sie in der Lage, die Spaziergänge um fünf Minuten auf insgesamt 20 Minuten auszudehnen. Die Trainingszeiten auf dem Heimtrainer verlängerte sie ebenfalls auf 20 Minuten. An diesen Zeitrahmen war sie inzwischen gewöhnt. Insgesamt verlängerte sich ihr Programm um 25 Minuten in der Woche. Das war genau richtig.

Bei ihrem neuen Trainingsprogramm empfand Margret keine Langeweile und sie war insgesamt mit ihren Ergebnissen zufrieden. Infolge der zusätzlichen Trainingseinheiten nahm sie erneut zwei Kilo ab. Insgesamt hatte sie nach drei Monaten Training in der Herzgesundheitszone fünf Kilogramm abgenommen. Ihr Cholesterinspiegel sank in dieser Zeit von 246 auf 234. Margret berichtete, dass sie sich energiegeladen fühlte und weniger ängstlich und traurig als nach ihrem Herzinfarkt. Margret wie ihr Arzt waren der Meinung, dass eine Steigerung der Übungshäufigkeit und eventuell der Trainingsintensität anzustreben war.

**Die Kilos schwinden von selbst …**

Roger freute sich darüber, dass er an Kraft und Energie gewonnen hatte. Mit Einverständnis seines Arztes baute er seinen Wochenplan zeitlich ein wenig aus. Damit sah er für den dritten Monat folgendermaßen aus:

| Roger 3. Monat | Sonntag | Montag | Dienstag | Mittwoch | Donnerstag | Freitag | Samstag | Wochen- summe |
|---|---|---|---|---|---|---|---|---|
| **Aktivität** | Ruhe | Gehen | Schwimmen | Ruhe | Gehen | Schwimmen | Ruhe | 2 Aktivitäten |
| **Häufigkeit** | – | 1 | 1 | – | 1 | 1 | – | 4 Einheiten |
| **Intensität** | - | Herzge- sundheits- zone | Herzge- sundheits- zone | - | Herzge- sundheits- zone | Herzge- sundheits zone | - | 1 Zone |
| **Dauer** | – | 30 Minuten | 30 Minuten | – | 30 Minuten | 30 Minuten | – | 120 Minuten |

Roger wechselte nun in die Gruppe der »fortgeschrittenen« Spaziergänger, die längere Strecken zurücklegten. Aber am Ende des Monats schmerzten ihn wieder seine Knie. Außerdem vermisste

**... und der Cholesterinspiegel sinkt.**

er seine Bekannten aus der Anfängergruppe und schloss sich ihnen wieder an. Der Cholesterinspiegel war am Ende des dritten Monats von 212 auf 204 Punkte zurückgegangen; Roger hatte nochmals 1,5 Kilogramm abgenommen, insgesamt nun 5,5 Kilogramm. Zur Belohnung kaufte er sich bessere Laufschuhe! Eine weitere Steigerung von Trainingsdauer, Häufigkeit und Intensität war auch nach Meinung des Arztes im Moment nicht notwendig. Solange Roger seinen gegenwärtigen Übungsplan beibehalten würde, sollte er noch einige Zeit weitere Fortschritte machen können.

Wenn Sie und Ihr Arzt am Ende der ersten drei Monate der Meinung sind, dass eine Intensivierung Ihres Fitnessprogramms wünschenswert ist, beginnen Sie mit dem Programm zur Gewichtsreduktion (siehe Kapitel *Keine Gewichtsprobleme mehr!*). Selbst wenn Sie nicht übergewichtig sind, können Sie durch das Training im Bereich der gemäßigten Zone Ihr Körpergewicht stabil halten und Ihr Herz stärken; außerdem stellt dieses Training eine interessante Herausforderung dar.

## Aktivitäten in der Herzgesundheitszone

Verstehen Sie die im Folgenden angeführten Aktivitäten nur als Vorschläge. Solange Sie Ihre Herzfrequenz im vorgesehenen Bereich halten, ist alles erlaubt!

### *Gehen*

| Trainingsform | Durchführung |
|---|---|
| Steigungen | Suchen Sie eine Strecke, deren Steigungsgrad sich alle ein bis zwei Minuten verändert. Bergauf schreiten Sie kräftig aus, so erreichen Sie die Obergrenze Ihrer Zone. Bergab gehen Sie gemütlich. Ihre Herzfrequenz kann so wieder auf den unteren Wert zurückfallen, bevor die nächste Steigung kommt. |
| Konstante Herzfrequenz | Wählen Sie eine Pulszahl im mittleren Bereich Ihrer Herzgesundheitszone; bemühen Sie sich, diese Frequenz die gesamte Zeit über konstant zu halten. |
| Mit Partner | Nehmen Sie einen Freund auf Ihre Spaziergänge mit. Sie werden feststellen, dass durch Gehen und gleichzeitiges Sprechen die Herzfrequenz um ca. fünf Schläge weiter ansteigt. |
| Konstante maximale Herzfrequenz | Sie bemühen sich, die Belastung während des ganzen Weges an der Obergrenze Ihrer Herzgesundheitszone zu halten. |

## Radfahren/Heimtrainer

| Trainingsform | Durchführung |
|---|---|
| Steigungen | Es macht Spaß, Steigungen mit dem Fahrrad zu bewältigen, gleichgültig ob im Freien oder auf dem Heimtrainer, denn es erfordert unterschiedliche Anstrengung. Und es stellt eine Herausforderung dar, weil Sie sich bemühen müssen, bergauf wie bergab innerhalb der Grenzen der Belastungszone zu bleiben. |
| Konstante Herzfrequenz | Wählen Sie eine bestimmte Pulszahl im mittleren Bereich Ihrer Herzgesundheitszone; bemühen Sie sich, die gesamte Trainingszeit über die Herzfrequenz so nah wie möglich an dieser Zahl zu halten. Denken Sie daran, dass bei Ermüdung die Frequenz ansteigen kann und Sie zum Ausgleich das Tempo reduzieren müssen. |
| Konstante maximale Herzfrequenz | Trainieren Sie während der gesamten Zeit im Bereich des Spitzenwerts Ihrer Herzgesundheitszone. |

## Schwimmen

| Trainingsform | Durchführung |
|---|---|
| Wechselnde Belastung (criss-cross) | Schwimmen Sie ohne Unterbrechung eine Bahn. Wenn Sie noch nicht müde sind, schwimmen Sie ohne anzuhalten die Bahn gleich wieder zurück und sind so eine Runde geschwommen. Legen Sie entweder zwischen den Bahnen oder den Runden Pausen ein. Bei dieser wechselnden Belastungsintensität durchläuft die Herzfrequenz den gesamten Bereich der Herzgesundheitszone. Während des Schwimmens sollten Sie eine Herzfrequenz im oberen Bereich Ihrer Zone erreichen, während der Ruhephasen fällt sie in den unteren Bereich der Zone ab. Dann stoßen Sie sich erneut vom Beckenrand ab. |
| Konstante mittlere Herzfrequenz | Sie schwimmen während der gesamten Trainingszeit langsam und gleichmäßig und ohne Pause, sodass die Herzfrequenz kontinuierlich im mittleren Bereich verbleibt. Wollen Sie eine Pause einlegen, empfiehlt es sich, fünf Minuten zu schwimmen und dann 30 Sekunden Ruhezeit zur Senkung der Herzfrequenz einzulegen. |
| Schwimmhilfen | Sie sind bei Schwimmern sehr beliebt: Flossen, Reifen, Schwimmbretter usw. Mit ihrer Hilfe kann man sich auf einen Körperteil konzentrieren und ihn gezielt trainieren. Wählen Sie drei Ihrer bevorzugten Schwimmhilfen aus und trainieren Sie jeweils fünf Minuten damit. Vergewissern Sie sich, dass Sie in Ihrer Belastungszone bleiben. |

## Fitness-Studio/Gerätetraining

| Trainingsform | Durchführung |
|---|---|
| Aerobic | Kaufen Sie sich ein Video oder schließen Sie sich einer Aerobic-Gruppe an. Teilen Sie dem Übungsleiter mit, dass Sie nach der Herzfrequenz-Methode trainieren und dies in seinem Kurs umsetzen wollen. Machen Sie alle Übungen mit; messen Sie dabei aber häufig Ihren Puls und passen Sie Ihre Belastung den Frequenzwerten Ihrer Herzgesundheitszone an. |
| Herz-Kreislauf-Zirkeltraining | Wenn Sie in einem Fitness-Studio Zirkeltraining betreiben, können Sie ständig zwischen geeigneten Geräten wechseln, sodass keine Langeweile aufkommt. Wählen Sie vier Lieblingsgeräte aus, wie z. B. Stepp-walker, Heimtrainer, Rudermaschine und Laufband. Üben Sie fünf Minuten an jedem Gerät. |
| Kraftmaschine | Das Training entspricht dem Zirkeltraining; Sie verbleiben in Ihrer Zone, während Sie von einer Übungsform zur nächsten wechseln. |

## Basketball

| Trainingsform | Durchführung |
|---|---|
| Intervalltraining | Spaß macht das Intervalltraining beim Basketball, weil Treffer belohnt werden. Jedes Mal, wenn Sie am Korb vorbeischießen, müssen Sie entweder zurück zur Mittellinie oder zum gegnerischen Korb, bevor Sie wieder zum Korb sprinten und erneut auf ihn zielen können. |
| Konstantes Dribbeln und Werfen | Sie verbleiben im Bereich der Herzgesundheitszone und dribbeln vom einem Ende des Spielfelds zum anderen und werfen dabei auf den Korb. |
| Zweikampf im Halbfeld | Es ist schwer, bei dieser Spielform in einer niedrigen Zone zu verbleiben. Sie lernen dabei, bewusst locker zu bleiben. |
| »Richtiges« Spiel | Spielen Sie nicht mit vollem Einsatz, sondern mit ca. 75 Prozent Ihres Potentials. Programmieren Sie im Messgerät Ihre Zone ein und achten Sie auf den Alarm. Wenn es zu anstrengend wird, bitten Sie Ihre Mitspieler, Spieltempo und Spielintensität weiter zu drosseln. |

# Ihr persönliches Trainingstagebuch

Dieses Trainingstagebuch umfasst einen Zeitraum von drei Monaten. Füllen Sie es nicht auf einmal aus. Wie Margret und Roger sollten Sie die Aktivitäten und Trainingsziele jeden Monat neu überdenken. Diese Pläne sollten nicht nur aufzeichnen, was Sie tun wollen, sondern was Sie tatsächlich getan haben.

## Ihr persönliches Trainingstagebuch

| | Sonntag | Montag | Dienstag | Mittwoch | Donnerstag | Freitag | Samstag | Wochen-summe |
|---|---|---|---|---|---|---|---|---|
| **Aktivität** | | | | | | | | |
| **Häufigkeit** | | | | | | | | |
| **Intensität** | | | | | | | | |
| **Dauer** | | | | | | | | |

# Keine Gewichtsprobleme mehr!

Im Flugzeug saß ich vergangenes Jahr neben einem jungen Mann, Brad. Er hatte ca. 30 Kilogramm Übergewicht. Als er sah, dass ich vom Mittagessen nur den Salat aß, fragte er, ob er meinen Nachtisch haben könne. Er bekannte zwar, dass er zu viel aß, den ganzen Tag nur vor dem Computer saß und in den letzten drei Jahren seit seinem Studium enorm zugenommen hatte. Er hatte auch schon Diätversuche hinter sich, aber ohne bleibenden Erfolg.

Während des Flugs schrieb ich auf meinem Laptop an diesem Buch; wie üblich trug ich mein Herzfrequenzmessgerät. Brad war von dieser Technologie fasziniert. Er fragte, wo man so etwas kaufen könne und wie er es benutzen könnte, um sein Gewicht in den Griff zu bekommen. Einen Monat später schrieb er mir, dass er ein Messgerät gekauft hatte und nun mit dem Training in der gemäßigten Zone beginnen wolle.

Die Tierärztin Marcia hatte bis zu ihrem 41. Lebensjahr niemals Gewichtsprobleme. Sie führte dies darauf zurück, dass sie während der Arbeit stets in Bewegung war und sich über die Jahre vernünftig ernährt hatte. Aber in den letzten ein bis zwei Jahren legte sie fünf Kilo zu – und das völlig unproportioniert. Nun war sie 43 und wollte ein angemessenes Training beginnen, das ihr half, die überflüssigen Pfunde dauerhaft loszuwerden, ohne allzu viel Zeit und Energie aufwenden zu müssen. Auf meine Empfehlung hin begann auch sie mit dem Herzfrequenz-Training zur Gewichtsreduktion. Im Folgenden werden Sie erfahren, wie Brad und Marcia ihr Gewichtsproblem mit Hilfe der Herzfrequenz-Methode in den Griff bekamen.

# Die gemäßigte Zone: eine Fettverbrennungszone

Wer körperlich in Topform ist, muss sich nicht darum scheren, in welcher Form er Kalorien verbrennt. Wenn Sie aber, wie die meisten Menschen, abnehmen oder einer Gewichtszunahme vorbeugen wollen, wünschen Sie sich wahrscheinlich wie Brad und Marcia ein Trainingsprogramm, bei dem Fettkalorien wirksam abgebaut werden. Diesen Effekt bietet das Herzfrequenz-Training in der gemäßigten Zone.

Sportliche Betätigung in der gemäßigten Zone ermöglicht die Verbrennung überflüssigen Körperfetts. Wie viel abgebaut wird, hängt von der Intensität Ihres Trainings ab sowie von der Menge Ihres Speicherfetts, Ihren Ernährungsgewohnheiten, der gerade verzehrten Mahlzeit, Ihren Aktivitäten, Ihrer Körpergröße, Ihren Erbanlagen, Ihrer Stoffwechselaktivität und der Muskelmasse. Die Zusammenhänge sind also recht kompliziert.

**Die Energie für das Training in der gemäßigten Zone stammt aus gespeichertem Körperfett.**

In der gemäßigten Zone stammen rund 85 Prozent der verbrannten Kalorien aus dem Nahrungs- oder dem Speicherfett. In der Herzgesundheitszone können Sie von einem Umsatz von sechs Kalorien pro Minute ausgehen, während es in der gemäßigten Zone zehn Kalorien sind. Anders ausgedrückt: Während eines zehnminütigen Trainings in dieser Zone können Sie – in Abhängigkeit von Ihrem Gewicht und anderen Faktoren – 100 Kalorien verbrennen. Davon stammen etwa 85 Kalorien aus Körperfett. Wenn Sie in höheren Zonen mit dem Training fortfahren, verbrennen Sie noch mehr Kalorien; dabei liegt aber der Anteil an Kalorien aus Kohlenhydraten höher. Betrachten Sie die Tabelle:

| Zone | % der max. Herzfrequenz | Energieverbrauch | Brennstoffe |
|---|---|---|---|
| Herzgesundheitszone | 50–60 % | 4–6 Kalorien pro Minute | 70 % Fett, 25 % Kohlenhydrate, 5 % Eiweiß |
| Gemäßigte Zone | 60–70 % | 6–10 Kalorien pro Minute | 85 % Fett, 10 % Kohlenhydrate, 5 % Eiweiß |
| Aerobe Zone | 70–80 % | 10–12 Kalorien pro Minute | 35 % Fett, 60 % Kohlenhydrate, 5 % Eiweiß |

Das Training in der gemäßigten Zone erfolgt auf einem mittleren Aktivitätsniveau; es ist nicht zu anstrengend, fordert den Körper aber doch. Der Effekt ist spürbar. Sie brechen in Schweiß aus, sind aber während der gesamten Trainingseinheit in der Lage, ohne Probleme eine Unterhaltung zu führen. Wenn Sie oberhalb dieser Zone trainieren, bemerken Sie schnell den Unterschied durch die erhöhte Anstrengung und die höhere Herzfrequenz. Das Training in diesen Bereichen kommt stärker der sportlichen Fitness als der Gesundheit zugute.

Das Training in der gemäßigten Zone verdoppelt den gesundheitlichen Nutzen durch Abbau von Körperfett und Aufbau von Muskelmasse. Je mehr Muskelmasse Sie bilden, desto mehr Kalorien aus Fettgewebe können Sie verbrennen, selbst wenn Sie nur sitzen.

**Ausdauertraining fördert in besonderer Weise die Gewichtsabnahme.**

Sobald Sie gut in Form sind, können Sie länger in dieser Zone trainieren. Sie trainieren dabei entweder ausdauernd in dieser Zone oder »erholen« sich beim Training in dieser Zone von Trainingsphasen in einer höheren Belastungsstufe. Betreiben Sie in der gemäßigten Zone Ausdauertraining, wird das Verhältnis der verbrannten Stoffe noch günstiger. Während längerer Trainingseinheiten verbraucht der Körper rasch die Vorräte schnell verfügbarer Kohlenhydrate und beginnt dann, Kalorien aus den schwerer verfügbaren Fettspeichern abzubauen. Je länger die Übungszeit, desto mehr Körperfett wird verbrannt. Hierin liegt der Vorteil eines lang dauernden, langsamen Trainings – es erhöht den Fettstoffwechsel.

Trotzdem eine Warnung: Erwarten Sie nicht bereits am zweiten Trainingstag großartige Ergebnisse. Wenn Sie ein Programm zur Gewichtsreduktion in Ihr Training einbauen, werden Sie nicht auf der Stelle Gewicht oder Taillenumfang verringern. Alles braucht seine Zeit. Glauben Sie nicht, das Körpersystem überlisten zu können. Es klappt nicht. Das Herzfrequenz-Training arbeitet mit dem Körpersystem zusammen, es baut auf vorteilhaften Reaktionsweisen des Körpers auf; es produziert aber keine Resultate über Nacht.

Wenn eine Gewichtsreduktion Ihr Ziel ist, sind Sie in guter Gesellschaft. Jung oder Alt, reich oder arm, die meisten Menschen haben Gewichtsprobleme. Bereits Kinder haben heutzutage Übergewicht, schon jedes fünfte Kind ist zu dick. Die Ursachen des Übergewichts sind die gleichen wie bei ihren Eltern: die Kombination aus Bewegungsmangel und hochkalorischer Ernährung. Meine eigene Erfahrung mit Kindern aus meiner Familie und meinem Bekanntenkreis zeigte mir, dass Kinder dank der technischen Kontrolle durch ein Herzfrequenzmessgerät für das Training nach der Herzfrequenz-Methode zu motivieren sind. Von manchen Messgeräten kann man sogar gespeicherte Daten auf den Computer überspielen; dies ist für Kinder natürlich faszinierend. So können die Kinder unter Zuhilfenahme von PC und Herzfrequenzmessgerät den Kampf gegen ihr Übergewicht gewinnen.

**Auch Kinder können mit der Herzfrequenz-Methode sicher abnehmen.**

## Trainingsplan in der gemäßigten Zone

Wer aus Gewichtsgründen trainiert, sollte sich bestimmte Ziele stecken. Anhand dieser Ziele kann man den Fortschritt messen. Brads Ziele sahen folgendermaßen aus:

1. Innerhalb eines Monats wollte er 1,6 Kilometer in 20 Minuten laufen können.
2. Er wollte jeden Tag nur eine bestimmte Menge Fett zu sich nehmen. Außerdem nahm er sich vor, zwei Monate lang aufzuzeichnen, wie lange er in seiner Zone trainiert und wie viel Gramm Fett er täglich aufnimmt.
3. Nach zwei Monaten sollte sein Gewicht reduziert sein.

Marcias Ziele lauteten:

1. Sie wollte pro Woche eine Trainingseinheit zusätzlich durchführen.
2. Sie wollte innerhalb eines Monats den Muskeltonus und die Muskelmasse erhöhen und Körperfett abbauen.
3. Sie wollte ihr Gewicht im kommenden Monat halten oder leicht reduzieren.

**Nur realistische Ziele sind erreichbar.**

Setzen Sie sich nie mehr als drei Ziele und bleiben Sie dabei realistisch. Weder Brad noch Marcia haben sich unrealistische Ziele gesteckt, wie z. B. im nächsten Monat zehn Kilogramm abzunehmen. Solche Ziele führen nur zu Frustration und Misserfolg. Ihr Körper wird nur so viel Gewicht verlieren, wie er kann. Der Versuch, eine bestimmte Gewichtsabnahme in einer festgeschriebenen Zeit zu erreichen, führt immer zu dem gefürchteten Rückfall. Denken Sie daran, dass die Herzfrequenz-Methode dauerhafte, behutsame Veränderungen Ihres Lebensstils und Körpers anstrebt; sie zielt nicht auf Wunder über Nacht. Die besten Ergebnisse erreicht man mit Geduld und Ausdauer.

Schreiben Sie Ihre eigenen Ziele auf und bringen Sie sie an einem gut sichtbaren Platz an, wo sie Ihnen täglich ins Auge fallen. Brad hat diese Liste an seinen Computerbildschirm geklebt, Marcia an den Badezimmerspiegel zu Hause und in der Praxis, wo sie arbeitet.

Vergessen Sie nicht: Wenn Sie erst einmal Ihre maximale Herzfrequenz ermittelt haben, können Sie die Werte für Ihre gemäßigte Zone festlegen. Sie liegt zwischen 60 und 70 Prozent Ihrer maximalen Herzfrequenz. Sie können auch die Werte aus der Tabelle unten übernehmen. Auf jeden Fall müssen Sie jedoch einen Wert für die untere und obere Grenze festlegen.

### *Maximale Herzfrequenz in Relation zur gemäßigten Zone*

| Max. HF | 155 | 160 | 165 | 170 | 175 | 180 | 185 | 190 | 195 | 200 | 205 | 210 |
|---|---|---|---|---|---|---|---|---|---|---|---|---|
| 60 % (Untergrenze) | 93 | 96 | 99 | 102 | 105 | 108 | 111 | 114 | 117 | 120 | 123 | 126 |
| 70 % (Obergrenze) | 109 | 112 | 116 | 119 | 123 | 126 | 130 | 133 | 137 | 140 | 144 | 147 |

Sobald Sie Ihren eigenen Bereich zwischen 60 und 70 Prozent Ihrer maximalen Herzfrequenz bestimmt haben, können Sie, wie Brad und Marcia, Ihr persönliches Programm zur Gewichtsreduktion entwerfen.

## 1. Woche

Brad wusste zunächst nicht, welche sportliche Aktivität er auswählen sollte. Er hatte seit seiner Kindheit nicht mehr regelmäßig
trainiert. Schon damals war er nie besonders aktiv gewesen. Deshalb wusste er nicht, worin er gut war und was ihm Spaß machen
könnte. Wir überlegten gemeinsam, ob er den Weg zur und von
der Arbeit gehen oder mit dem Rad fahren sollte. Aber das war
nicht machbar. Er wohnt 30 Kilometer von seiner Arbeitsstelle
entfernt. Außerdem wollte er wegen seines Trainings nicht früher
aufstehen; er hatte sich zu einem Workaholic entwickelt, und er
arbeitete gewöhnlich elf bis zwölf Stunden und kam nicht vor
acht oder neun Uhr abends nach Hause. Dann aß er und ging ins
Bett, wo er entweder las oder fernsah. Das waren wahrlich keine
günstigen Lebensgewohnheiten; auf die Dauer schädigte er so seine Gesundheit nachhaltig. Ich war schon froh, dass Brad nicht
noch mehr Übergewicht hatte und schlug ihm vor, die Mittagspause zum Training zu nutzen. Da gestand er ein, dass es in seiner
Firma, einem großen Computerunternehmen, eine Gymnastik-
halle gab, die er kostenlos nutzen konnte.

Ich erinnerte ihn noch daran, dass es unwichtig ist, für welche
Sportart man sich entscheidet. Von Bedeutung ist nur die angestrebte Trainingszone. Er sollte nicht vergessen, die Pulszahl häufig zu kontrollieren. Er hatte nun vor, mit 15 Minuten Training in
der gemäßigten Zone am Montag, Mittwoch und Freitag zu beginnen. Dann erstellte er sich aber folgenden Wochenplan:

**Wo und wann kann ein Workaholic trainieren?**

| Brad 1. Woche | Sonntag | Montag | Dienstag | Mittwoch | Donnerstag | Freitag | Samstag | Wochen-summe |
|---|---|---|---|---|---|---|---|---|
| Aktivität | Ruhe | Stepp-walker | Heimtrainer | Ruhe | Ruhe | Laufband | Ruhe | 3 Aktivitäten |
| Häufig-keit | – | 1 | 1 | – | | – | 1 | 3 Trainings-einheiten |
| Intensität | – | Gemäßigte Zone | Gemäßigte Zone | – | – | Gemäßigte Zone (20 Min.), aerobe Zone (10 Min.) | – | 2 Zonen |
| Dauer | – | 15 Minuten | 20 Minuten | – | – | 30 Minuten | | 65 Minuten |

Als Brad schließlich am Montag die Sporthalle betrat, entdeckte er (aus der Sicht des Ingenieurs) einige interessante Geräte. Also trainierte er am Stepp-walker und fühlte sich den Rest des Tages prächtig. Am Dienstag wählte er einen Heimtrainer, vergaß die Zeit und radelte 20 Minuten. Am Freitag legte er frühzeitig seine Mittagspause ein und stieg aufs Laufband. Die Möglichkeit, Steigung und Geschwindigkeit einzustellen, begeisterte ihn so, dass er 30 Minuten trainierte und am Ende in die aerobe Zone kam. Danach fühlte er sich wohl, war am Wochenende aber etwas erschöpft. Doch am folgenden Montag war er gut motiviert und voller Energie und nahm sein Wochenprogramm wieder auf.

**Training mit den »Spaßmaschinen«.**
Vor Beginn des Trainings hatte Brad seinen Arzt konsultiert; er gab grünes Licht zur Durchführung eines leichten Übungsprogramms. Brad hatte sein Trainingstagebuch auf seinen Computer geladen und zeichnete seine Trainingseinheiten auf. Als er auf die erste Woche zurückblickte, musste er feststellen, dass er keine dramatischen Veränderungen seines Gewichts verzeichnen konnte, aber er fühlte sich mit seinem Programm wohl. Dank der »Spaßmaschinen«, wie er sie nannte, war das Training nicht langweilig geworden. Ich sagte Brad, seine erste Woche sei ein großartiger Erfolg gewesen.

Marcia hatte andere Anfangsschwierigkeiten. Sie befürchtete, dass ihre beruflichen Noteinsätze als Tierärztin sie immer wieder vom Training abhalten würden. Die Lösung war ein Übungsprogramm morgens vor Dienstbeginn. Marcia entschied sich für Joggen in einem nahen Park. Marcias Programm der ersten Woche gestaltete sich folgendermaßen:

| Marcia 1. Woche | Sonntag | Montag | Dienstag | Mittwoch | Donnerstag | Freitag | Samstag | Wochensumme |
|---|---|---|---|---|---|---|---|---|
| Aktivität | Ruhe | Joggen | Ruhe | Joggen | Ruhe | Joggen | Ruhe | 1 Aktivität |
| Häufigkeit | – | 1 | – | 1 | – | 1 | – | 3 Trainingseinheiten |
| Intensität | – | Gemäßigte Zone | – | Gemäßigte Zone | – | Gemäßigte Zone | – | 1 Zone |
| Dauer | – | 20 Minuten | – | 20 Minuten | – | 20 Minuten | – | 60 Minuten |

Am Ende der ersten Woche stellte Marcia fest, dass es ihr leichter gefallen war als erwartet, den Übungsplan in ihren Tagesablauf einzubauen. Als Frühaufsteherin hatte sie bislang vor der Arbeit gelesen oder Büroarbeiten erledigt. Nun zog sie ihre Sportkleidung an und drehte ihre Joggingrunde. Die Intensität des Trainings war gerade richtig – im weiteren Tagesverlauf fühlte sie sich nicht ausgelaugt. Auch die Häufigkeit des Trainings erschien ihr angemessen; allerdings plante sie für sonntags bereits eine anstrengendere Runde.

## 2. Woche

In der zweiten Woche konnte Brad zeigen, dass er seinen Trainingsplan verstand und die nötige Ausdauer hatte. Er wollte nun viermal wöchentlich trainieren und dabei einen Tag Zirkeltraining in der Herzgesundheitszone einbauen. Das war prima, solange er sich genau an die vorgeschriebene Trainingsdauer und -intensität halten würde. Ich schlug ihm vor, den Alarm seines Messgeräts so zu programmieren, dass er bei einer Frequenz über 130 Schlägen/Minute, der Obergrenze seiner gemäßigten Zone, losgehen würde. Hier sehen Sie den Plan von Brads zweiter Trainingswoche:

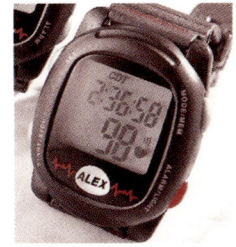

| Brad 2. Woche | Sonntag | Montag | Dienstag | Mittwoch | Donnerstag | Freitag | Samstag | Wochen- summe |
|---|---|---|---|---|---|---|---|---|
| Aktivität | Ruhe | Stepp-walker | Ruhe | Heimtrainer | Laufband | Zirkeltraining | Ruhe | 4 Aktivitäten |
| Häufig- keit | – | 1 | – | 1 | 1 | 1 | – | 4 Trainings- einheiten |
| Intensität | – | Gemäßigte Zone | – | Gemäßigte Zone | Gemäßigte Zone | Gemäßigte Zone | – | 1 Zone |
| Dauer | – | 15 Minuten | – | 15 Minuten | 15 Minuten | 15 Minuten | – | 60 Minuten |

Brad hielt sein Versprechen und führte die Trainingseinheiten in dieser Woche wie geplant aus. Er programmierte den Alarm auf seinem Herzfrequenzmessgerät so, dass er sowohl ein Überschreiten als auch ein Unterschreiten der gewünschten Zone anzeigte. Es stellte sich auch heraus, dass das Training an drei aufeinander folgenden Tagen für ihn genau das Richtige war, weil er danach zwei freie Tage einlegte. Brad berichtete, dass er seit Trainingsbeginn nachmittags nicht mehr naschte. So weit, so gut.

Marcia wollte in der zweiten Woche auch am Wochenende einmal trainieren, obwohl sie Angst hatte, sich zu überfordern. Ich schlug ihr vor, am Wochenende eine weniger anstrengende Trainingseinheit in einer niedrigeren Zone, der Herzgesundheitszone, einzubauen. Schließlich trainierte sie bereits während der Woche dreimal in der gemäßigten Zone. Der Vorschlag gefiel ihr und sie entschied sich für einen gemütlichen Sonntagsausflug per Fahrrad als vierte Trainingseinheit. Somit gestaltete sie ihre zweite Woche folgendermaßen:

| Marcia 2. Woche | Sonntag | Montag | Dienstag | Mittwoch | Donnerstag | Freitag | Samstag | Wochensumme |
|---|---|---|---|---|---|---|---|---|
| **Aktivität** | Rad fahren | Joggen | Ruhe | Joggen | Ruhe | Joggen | Ruhe | 2 Aktivitäten |
| **Häufigkeit** | 1 | 1 | – | 1 | – | 1 | – | 4 Trainingseinheiten |
| **Intensität** | Herzgesundheitszone | Gemäßigte Zone | – | Gemäßigte Zone | – | Gemäßigte Zone | – | 2 Zonen |
| **Dauer** | 35 Minuten | 20 Minuten | – | 20 Minuten | – | 20 Minuten | – | 95 Minuten |

Nach dieser Woche fühlte sich Marcia so wohl wie selten zuvor. Nach jedem Training wirkte sie gesünder und energiegeladener. Marcia war auch begeistert, wie angenehm ihre Fahrradtour war. Es war genau das richtige Maß an Belastung und machte Spaß.

## 3. Woche

Nun spielte Brad mit dem Gedanken, an jede Trainingseinheit einige Minuten anzuhängen. Andererseits wusste er genau, dass er das Training nicht übertreiben sollte, um sich nicht zu überfordern. Er wollte keinesfalls seine Motivation aufs Spiel setzen.

Hinzu kam, dass ihn das Training auf dem Heimtrainer inzwischen langweilte. Also ergänzte er sein Programm um eine Trainingseinheit auf dem Laufband, was ihm besonderen Spaß bereitete. Dabei konnte er seine Fortschritte am Kilometerzähler und Kalorienzähler verfolgen und gleichzeitig über Kopfhörer Jazz hören. Brads dritte Woche gestaltete sich folgendermaßen:

| Brad 3. Woche | Sonntag | Montag | Dienstag | Mittwoch | Donnerstag | Freitag | Samstag | Wochen summe |
|---|---|---|---|---|---|---|---|---|
| Aktivität | Ruhe | Laufband | Stepp-walker | Ruhe | Laufband | Zirkeltraining | Ruhe | 3 Aktivitäten |
| Häufig-keit | – | 1 | 1 | – | 1 | 1 | – | 4 Trainings-einheiten |
| Intensität | – | Gemäßigte Zone | Gemäßigte Zone | – | Gemäßigte Zone | Gemäßigte Zone | – | 1 Zone |
| Dauer | – | 20 Minuten | 20 Minuten | – | 20 Minuten | 20 Minuten | – | 80 Minuten |

In dieser Woche fühlte sich Brad schwungvoller als noch vor wenigen Wochen; ihn hatte nicht nur die Naschlust verlassen, er verzichtete auch, wenn er Süßigkeiten angeboten bekam. Stattdessen aß er eine Banane oder einen Apfel. Als er schließlich auf die Waage stieg, war er drei Pfund leichter. Das erscheint wenig, doch seine Kleidung saß bereits etwas lockerer. Am Monatsende wollte er seinen Arzt aufsuchen, der seine Fettgewebsmenge erneut bestimmen wollte.

Für Marcia brachte die dritte Woche zunächst Frustration und dann einige Überraschungen. Die Woche begann mit einer Regenfront, die sowohl das Radfahren am Sonntag als auch das Joggen am Montag vereitelte. Als es am Dienstag stürmte, hatte sie endgültig genug, packte ihre Sporttasche und fuhr in ein Fitness-Studio. Dort schloss sie sich einer Aerobic-Anfängergruppe an. Sie achtete darauf, sich nicht zu stark zu verausgaben, um ihre Herzfrequenz in der gemäßigten Zone zu halten. Ihr Trainingsplan dieser Woche sah schließlich folgendermaßen aus:

| Marcia 3. Woche | Sonntag | Montag | Dienstag | Mittwoch | Donnerstag | Freitag | Samstag | Wochen-summe |
|---|---|---|---|---|---|---|---|---|
| **Aktivität** | Ruhe | Ruhe | Aerobic | Joggen | Ruhe | Joggen | Ruhe | 2 Aktivitäten |
| **Häufig-keit** | – | – | 1 | 1 | – | 1 | – | 3 Trainings-einheiten |
| **Intensität** | – | – | Gemäßigte Zone | Gemäßigte Zone | – | Gemäßigte Zone | – | 1 Zone |
| **Dauer** | – | – | 20 Minuten | 20 Minuten | – | 20 Minuten | – | 60 Minuten |

Als wir uns wieder trafen, berichtete Marcia, dass sie das Wochenprogramm wirklich genossen habe, insbesondere die Teilnahme am Aerobic-Kurs. Das Training in der Gruppe motivierte sie besonders. Außerdem hatte sie in dieser Woche gelernt, dass man selbst mit den besten Absichten nicht immer stur an seinem Plan festhalten kann und dass Abwechslung durchaus positiv sein kann.

## 4. Woche

**Ein Bewegungsmuffel geht spazieren.**

Während der vierten Woche vollzog sich bei Brad eine tief greifende, lebensverändernde Wandlung: Er unternahm am Samstag einen Strandspaziergang – das wäre ihm früher nie in den Sinn gekommen. Wenn Brad künftig seine Wochenendspaziergänge beibehält, bewegt er sich in einer Woche 50 Minuten in der Herzgesundheitszone und 60 Minuten in der gemäßigten Zone. Dieses Trainingsziel erreichte er nicht abrupt, sondern ganz allmählich im Verlauf des ersten Monats, ohne Erschöpfung, Unlustgefühl oder Schmerzen. Brad war so stolz auf seinen Trainingsplan der vierten Woche, dass er ihn an sein schwarzes Brett heftete.

| Brad<br>4. Woche | Sonntag | Montag | Dienstag | Mittwoch | Donnerstag | Freitag | Samstag | Wochen-<br>summe |
|---|---|---|---|---|---|---|---|---|
| **Aktivität** | Ruhe | Laufband | Stepp-<br>walker | Ruhe | Laufband | Zirkel-<br>training | Spazier-<br>gang | 4 Aktivitäten |
| **Häufig-<br>keit** | – | 1 | 1 | – | 1 | 1 | 1 | 5 Trainings-<br>einheiten |
| **Intensität** | – | Gemäßigte<br>Zone | Gemäßigte<br>Zone | – | Gemäßigte<br>Zone | Herzge-<br>sundheits-<br>zone | Herzge-<br>sundheits-<br>zone | 2 Zonen |
| **Dauer** | – | 20<br>Minuten | 20<br>Minuten | – | 20<br>Minuten | 20<br>Minuten | 30<br>Minuten | 110<br>Minuten |

Was wurde aus Brads ursprünglichen Zielen? Am Ende der vierten Woche ging er wieder zum Arzt. Dieser bestimmte erneut seinen Körperfettanteil. Im Verlauf eines Monats war dieser Wert um zwei Prozent gesunken. Brad erschien das wenig. Doch der Arzt versicherte ihm, dass zwei Prozent ein bedeutender Fortschritt seien. Vorausgesetzt, er halte durch, würde er nach einem Jahr einen gesunden Fettanteil am Körpergewicht erreicht haben. Der Arzt bestätigte Brads Gewichtsverlust von drei Kilogramm und einen Rückgang des Blutdrucks.

Brad behielt auch seine anderen Ziele im Auge: Er zeichnete seine täglichen Belastungen auf; am Ende des zweiten Monats wollte er eine 1,6-km-Strecke in 20 Minuten zurücklegen können. Im Moment schaffte er in der gemäßigten Zone 1,6 Kilometer in 24 Minuten. Diese Zeit wollte er im nächsten Monat noch verbessern.

Marcia baute ihr Programm in der vierten Woche etwas um. Bei schönem Wetter machte sie sonntags wieder einen Radausflug. Das Training im Fitness-Studio einmal die Woche wurde zur festen Gewohnheit. Sie machte alle Übungen des Anfängerkurses mit, einschließlich der Bodengymnastik. Somit trainierte sie eine weitere halbe Stunde pro Woche in der Herzgesundheitszone. Ihre gesamte Trainingszeit umfasste nun 65 Minuten in der Herzgesundheitszone und 60 Minuten in der gemäßigten Zone. Sie stellte fest, dass es ihr Spaß machte, nicht nur die Aktivitäten zu wechseln, sondern auch die Intensität. Ihr Wochenprogramm setzte sich folgendermaßen zusammen:

**Öfter was
Neues –
kein Problem.**

| Marcia 4. Woche | Sonntag | Montag | Dienstag | Mittwoch | Donnerstag | Freitag | Samstag | Wochensumme |
|---|---|---|---|---|---|---|---|---|
| Aktivität | Rad fahren | Joggen | Ruhe | Aerobic und Bodenübungen | Ruhe | Joggen | Ruhe | 4 Aktivitäten |
| Häufigkeit | 1 | 1 | – | 1 | – | 1 | – | 4 Trainingseinheiten |
| Intensität | Herzgesundheitszone | Gemäßigte Zone | – | Gemäßigte Zone (20 Min.), Herzgesundheitszone (30 Min.) | – | Gemäßigte Zone | – | 2 Zonen |
| Dauer | 35 Minuten | 20 Minuten | – | 50 Minuten | – | 20 Minuten | – | 125 Minuten |

Wie kam Marcia mit ihren Zielen zurecht? Abgesehen von den zwei Regentagen blieb sie ihrem Trainingsplan treu. Sie hatte zwar nicht weiter abgenommen, aber auch nicht zugenommen. Sie meinte, an Hüfte und Taille schlanker geworden zu sein, und das Meterband gab ihr Recht: jeweils zwei Zentimeter weniger! Marcia stellte fest, dass sie am Ende des Monats ihre Ziele beinahe vergessen hatte, obwohl sie sie an Spiegeln befestigt hatte. Sie sei von ihrem guten Befinden einfach begeistert gewesen.

## Langfristige Gewichtsabnahme

**Nur wer sich Zeit lässt, kommt zum Ziel.**

Nach Ablauf eines Trainingsmonats in der gemäßigten Zone stehen Ihnen zwei Wege offen. Entweder setzen Sie das Programm zur Gewichtsreduktion aus der vierten Woche unbeschränkt fort. Solange dieser Plan Ihnen zum angestrebten Erfolg verhilft, besteht keine Notwendigkeit einer Veränderung. Für Brad ist dies der richtige Weg. Ohne umfangreiche Veränderungen seines Lebensstils kann er im Moment keine zusätzliche Trainingszeit erübrigen. Mit dem Plan der vierten Woche kann er aber seine Ziele leicht erreichen.

Marcia dagegen stellt vielleicht fest, dass ihr das Joggen und der Aerobic-Kurs zwar Spaß machen, aber bald keine Herausforderung mehr darstellen. Sie will ihre Fitness vielleicht weiter steigern, indem sie in der jeweiligen Zone länger trainiert und zusätzlich länger in einer höheren Zone. Wenn Sie ein Gewichtsreduktionsprogramm über ein Jahr lang durchführen wollen, finden Sie in der Tabelle unten Richtwerte, die Sie Ihren Bedürfnissen und Zielen anpassen können. Ein solches Trainingsprogramm wird schrittweise Ihre Fitness verbessern.

| Monat | Wöchentliche Trainingsdauer in der Zone | | | | | |
|---|---|---|---|---|---|---|
| | Herz gesundheits- zone (Minuten) | Gemäßigte Zone (Minuten) | Aerobe Zone (Minuten) | Anaerobe Schwellen- zone (Minuten) | Rote Zone (Minuten) | Gesamte Trainingszeit (Minuten) |
| 1 | 30 | 30 | 0 | X | X | 60 |
| 2 | 55 | 65 | 0 | X | X | 120 |
| 3 | 40 | 120 | 20 | X | X | 180 |
| 4 | 30 | 140 | 30 | X | X | 200 |
| 5 | 20 | 160 | 50 | X | X | 230 |
| 6 | 15 | 175 | 80 | X | X | 270 |
| 7 | 0 | 190 | 90 | X | X | 280 |
| 8 | 0 | 185 | 105 | X | X | 290 |
| 9 | 0 | 180 | 120 | X | X | 300 |
| 10 | 0 | 175 | 140 | X | X | 315 |
| 11 | 0 | 165 | 165 | X | X | 330 |
| 12 | 0 | 180 | 180 | X | X | 360 |

Das Training anhand dieser Tabelle ermöglicht Fortschritte in zwei wichtigen Bereichen. Schrittweise erhöht sich Monat für Monat die gesamte Trainingszeit der Woche und die Trainingsdauer in der höheren Zone. Im Laufe des Jahres wird das Training in der Herzgesundheitszone durch das Training in der aeroben Zone ersetzt. In dieser Zone verbessert sich die gesamte Fitness und der Körper baut überflüssiges Fettgewebe ab und straffes Muskelgewebe auf. Dabei kommt es auf folgende drei Faktoren an: sich Zeit lassen, sich Zeit lassen, sich Zeit lassen.

## Die andere Seite der Gewichtsregulierung: Ernährung

Wenn Sie wie Brad und Marcia den Kampf gegen das Übergewicht gewinnen wollen, müssen Sie einem einfachen Zwei-Punkte-Programm folgen: Training in der gemäßigten Zone und Einschränkung des Fettverzehrs. Das ist schon alles.

Die wirksamste und auch einleuchtendste Methode zur dauerhaften Gewichtsreduktion, die von Wissenschaft und Praxis bestätigt wird, kann in einem Satz zusammengefasst werden:

> **Führen Sie Ihrem Körper weniger Fett zu und trainieren Sie in der gemäßigten Zone, um das überflüssige Körperfett wieder loszuwerden.**

Bringen Sie diesen Satz an Ihrer Kühlschranktür an, damit Sie ihn immer vor Augen haben. Wenn Sie in einem Zeitraum von einem Jahr Gewicht reduzieren wollen, sollten Sie sich zunächst zwei vernünftige, einfache Ziele setzen: Verringerung des Fettkonsums auf 20 bis 30 Prozent der gesamten Kalorienmenge sowie Abbau von Körperfett durch drei oder vier 30-minütige Trainingseinheiten bei 60 bis 70 Prozent Ihrer maximalen Herzfrequenz.

Das klingt doch nicht schwierig? Ist es auch nicht. Wenn Sie diese Ziele konsequent verfolgen, nehmen Sie garantiert ab. Vorausgesetzt, Sie beachten eine Regel: Lassen Sie sich Zeit. Wenn Sie eine sofortige Lösung Ihres Gewichtsproblems erwarten, werden Sie frustriert sein. Wenn Sie sich stattdessen klarmachen, dass das Abnehmen genauso lange dauert wie das allmähliche Ansetzen dieses Gewichts, dann werden Sie siegen. Das garantiere ich Ihnen. Die überflüssigen Pfunde legt man in der Regel über Jahre oder gar Jahrzehnte hinweg fast unmerklich zu; doch meistens nimmt man doch schneller wieder ab. Jeder, der das Herzfrequenz-Training mit einer sinnvollen Ernährungsweise kombiniert, wird gesünder und schlanker.

*Sie nehmen sicher ab, aber nicht im Eiltempo.*

Wer sein Gewicht auf Dauer reduzieren will, muss lernen, sich »richtig« zu ernähren und nicht einfach eine Diät durchführen. Wer sich gesund ernährt, wählt Nahrungsmittel mit niedrigem Fettgehalt und hohem Nährwert aus. Dazu sind einige Grundkenntnisse der Ernährungslehre erforderlich; dann lassen sich die Ernährungsgewohnheiten sinnvoll verändern. Der Grundsatz lautet dabei: bewusst essen.

Der Kampf gegen das Übergewicht lässt sich gewinnen, wenn man seine Intelligenz beim Essen einsetzt. Genauso wie Sie die Herzfrequenz-Methode erlernen, sollten Sie auch lernen, wie sich Ihre Mahlzeiten zusammensetzen. Zum Schluss sollten Sie genauso gut über die Nahrungsmittel wie über die unterschiedlichen Zonen des Herzfrequenz-Trainings Bescheid wissen.

**Die wichtigste Regel: »bewusst essen«.**

Statt der Kalorien müssen Sie die aufgenommene Fettmenge in Gramm zählen. Dazu müssen Sie die Zusammensetzung der Lebensmittel kennen. Nun behalten Sie die aufgenommene Fettmenge im Auge, bis Sie die erlaubte Menge Ihres täglichen »Fettbudgets« erreicht haben. Eiweiß und Kohlenhydrate – und damit fettfreie Kalorien – können Sie nach Belieben zu sich nehmen. Aber – und dies ist das oberste Gebot – beschränken Sie die Aufnahme von Fett auf eine bestimmte, exakt eingehaltene Grammzahl pro Tag in Abhängigkeit von Ihrer gesamten Kalorienzufuhr. Wenn Sie 2000 Kalorien pro Tag zu sich nehmen wollen und davon 25 Prozent des Brennwerts aus Fett stammen soll, müssen Sie nur noch die entsprechende Grammzahl ermitteln. Jedes Gramm Fett hat einen Brennwert von neun Kalorien. Ihre zulässige Fettmenge berechnet sich wie folgt:

1. 25 Prozent der täglichen Kalorienzahl = Anteil der täglichen Fettkalorien.
2. Fettkalorien geteilt durch neun = die pro Tag erlaubte Fettmenge in Gramm.

Nehmen wir als Beispiel einen Tagesbedarf von 2000 Kalorien. Dabei ergibt sich:

1. 25 Prozent von 2000 Kalorien = 500 Fettkalorien pro Tag.
2. 500 Fettkalorien geteilt durch neun ergibt 56 Gramm Fett pro Tag.

Ermitteln Sie anhand der folgenden Tabelle die Ihnen täglich zustehende Fettmenge in Gramm, die von Ihrer gesamten Kalorienzufuhr abhängig ist. Achten Sie darauf, nährstoffreiche Lebensmittel zu sich zu nehmen. Haben Sie Ihre erlaubte Fettmenge konsumiert, dann gilt: KEIN WEITERES FETT!

## *Die erlaubte Fettmenge*

| Gesamte Kalorien-<br>menge am Tag | 20 % Fett<br>(in Gramm) | 30 % Fett<br>(in Gramm) |
|:---:|:---:|:---:|
| 1200 | 27 | 40 |
| 1300 | 29 | 43 |
| 1400 | 31 | 47 |
| 1500 | 33 | 50 |
| 1600 | 36 | 53 |
| 1700 | 38 | 57 |
| 1800 | 40 | 60 |
| 1900 | 42 | 63 |
| 2000 | 44 | 67 |
| 2100 | 47 | 70 |
| 2200 | 49 | 73 |
| 2300 | 51 | 77 |
| 2400 | 53 | 80 |
| 2500 | 56 | 83 |
| 2600 | 58 | 87 |
| 2700 | 60 | 90 |
| 2800 | 62 | 93 |
| 2900 | 64 | 97 |
| 3000 | 67 | 100 |

**Wer zu wenig isst, hält kein Training durch.**

Die Tabelle beginnt bei 1200 Kalorien täglich; bei einer niedrigeren Kalorienzufuhr sind gesundheitliche Schäden zu erwarten (für Männer liegt die Untergrenze der Kalorienaufnahme bei 1500 Kalorien am Tag). Ein Sporttraining kann ohne ausreichende Ernährung nicht durchgeführt werden. Schätzen Sie ab, wie viele Kalorien Sie pro Tag zu sich nehmen sollten und ermitteln Sie dann Ihr Fettbudget. (Vielleicht wollen Sie in dieser Frage auch den Rat Ihres Arztes einholen.) Wenn Sie täglich ca. 1700

Kalorien zu sich nehmen wollen, beträgt die erlaubte Fettmenge 38 Gramm. Eine weitere Reduzierung der Fettmenge bringt keinen zusätzlichen Nutzen, weder für die allgemeine Gesundheit noch für die körperliche Fitness. Fett ist ein unverzichtbarer Nahrungsbestandteil. Ihre Gesundheit und Ihre Fitness hängen auch von der Aufnahme einer gewissen Fettmenge ab.

Schreiben Sie jede Fettkalorie, die Sie zu sich nehmen, auf. Am besten halten Sie diese Aufschriebe immer griffbereit. Erinnern Sie sich an eines der Grundprinzipien der Herzfrequenz-Methode: Sie können nur das in den Griff bekommen, was Sie messen und aufschreiben können. Bewusst essen ermöglicht, die Gewichtsprobleme durch richtige Ernährung in den Griff zu bekommen. Wenn Sie Ihre persönliche Schlacht gegen die überflüssigen Pfunde gewinnen wollen, müssen Sie diese entscheidende Fähigkeit entwickeln. Wenn Sie erst einmal Ihre Ernährungsgewohnheiten geändert haben, wird es nicht länger notwendig sein, die Fettmengen aufzuschreiben. Fettarme Ernährung wird dann zur bleibenden Gewohnheit.

Gewöhnen Sie sich an, beim Einkauf die Etiketten zu lesen. Kaufen Sie nur Nahrungsmittel, die als »fettarm« oder »fettfrei« ausgezeichnet sind. Besondere Vorsicht ist bei Fertiggerichten geboten. Wählen Sie Zwischenmahlzeiten bewusst aus: Obst, fettfreies Popcorn, Diätlimonade, fettfreie Mais-Chips, fettarme Brezeln oder fettarmes Gebäck und Kekse.

**Achten Sie immer auf die Zusammensetzung der Speisen.**

Bei vielen Produkten ist der Fettanteil in Prozent angegeben; achten Sie auf niedrige Prozentzahlen. Dies gilt insbesondere für Milchprodukte und Wurstwaren.

Machen Sie es sich zur Angewohnheit, Lebensmittel bei sich zu haben, die in Ihren Diätplan passen. Packen Sie sich beim Verlassen des Hauses eine Provianttasche; Einkaufsnetze sind dafür gut geeignet. Legen Sie fünf Stück Obst, einige fettarme Kekse und Kracker sowie Karotten hinein. So werden Sie niemals hungrig sein. Denn gefährlich wird es, wenn man Hunger bekommt und keine »guten« Nahrungsmittel bei sich hat. Diese Reserve bewahrt Sie vor anderen »Versuchungen«, die Ihr Diätprogramm gefährden könnten.

# Ihr persönliches Programm zur Gewichtsabnahme

Ihr Programm zur Gewichtsreduktion wird zwei Pläne umfassen. Der erste hält die langfristigen Ziele für das ganze Jahr fest, der zweite beinhaltet Ihren wöchentlichen Trainingsplan.

1. In der ersten Aufzeichnung formulieren Sie drei realistische Kurzzeitziele für einen Zeitraum von ein bis drei Monaten. Mit der Zeit können Sie diese Ziele abändern oder neuen Gegebenheiten anpassen:

    Ziel 1: _____

    Ziel 2: _____

    Ziel 3: _____

    Notieren Sie ebenfalls Ihre angestrebte Kalorien- und erlaubte Fettmenge: _____Gesamtkalorien _____Fettmenge (in Gramm).

2. Nun können Sie einen Trainingsplan für das ganze Jahr erstellen. Denken Sie daran, dass Sie im Laufe der Monate Änderungen vornehmen müssen, die Ihre persönlichen Fortschritte und erreichten Teilziele berücksichtigen.

## *Ihr persönliches Trainingstagebuch*

|  | Sonntag | Montag | Dienstag | Mittwoch | Donnerstag | Freitag | Samstag | Wochen-summe |
|---|---|---|---|---|---|---|---|---|
| **Aktivität** |  |  |  |  |  |  |  |  |
| **Häufigkeit** |  |  |  |  |  |  |  |  |
| **Intensität** |  |  |  |  |  |  |  |  |
| **Dauer** |  |  |  |  |  |  |  |  |

# Rundum topfit!

Nachdem Sie in den ersten vier Kapiteln einen guten Einblick in die Grundlagen der Herzfrequenz-Methode erhalten haben, ist es an der Zeit, die nächste Stufe der Fitness in Angriff zu nehmen und das 30-Tage-Programm der S. 33–54 auszubauen. Zunächst haben Sie Ihr Training mit dem Ziel aufgenommen, Ihr Wohlbefinden zu steigern, gesünder auszusehen, Ihr Herz zu kräftigen oder Ihre Gewichtsprobleme in den Griff zu bekommen; doch im Grunde haben Sie ein Langzeitprogramm zu allumfassender Fitness begonnen. Wenn Sie dieses Ziel erreichen, befinden Sie sich in einem Zustand körperlichen und geistigen Wohlbefindens, der Ihr gesamtes Leben bereichert: bei der Arbeit, beim Spiel, beim Essen und Schlafen oder beim Spaziergang mit Ihrem Hund.

**Ein Langzeit-programm garantiert dauer-hafte Fitness.**

Um diese optimale Fitness zu erlangen, müssen Sie Ihr persönliches Trainingsprogramm erweitern. Es muss so aufgebaut werden, dass es verschiedenste Aktivitäten in den unterschiedlichen Zonen enthält. Sie sollten die Trainingsdauer in jeder Zone aufzeichnen und Ihren Fortschritt mit Hilfe eines Punktsystems messen. Um optimal vom Training zu profitieren, müssen Sie stetige Fortschritte machen und langsam Ihre Belastung steigern. Als Hilfe habe ich ein Punktsystem für das Herzfrequenz-Training entwickelt. Wenn Sie es auf Ihr 90-Tage-Programm oder Ihren Langzeitplan abstimmen, müssen Sie Ihre körperliche Verfassung, Ihre persönlichen Lebensumstände und Ihre persönlichen Abneigungen und Vorlieben berücksichtigen.

Für meine Nachbarin Christine, Raucherin und sportlicher Betätigung früher völlig abgeneigt, bedeutete die Herzfrequenz-

Methode den Durchbruch. Aufgrund meiner Begeisterung für diese Trainingsform kaufte sie sich ein Herzfrequenzmessgerät und bat mich um Unterstützung. Zunächst war ich darüber gar nicht begeistert, erwartete ich doch, dass Christine wieder mal etwas beginnen, aber bald wieder aufgeben würde. Doch nun, nach einem Jahr, ist sie immer noch dabei. Sie hat an Gewicht verloren und das Rauchen aufgegeben, da sie beim Training in der aeroben Zone kurzatmig wurde.

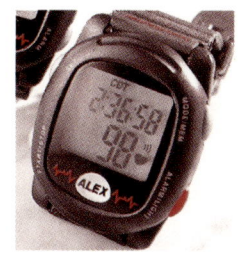

Christine begann das Herzfrequenz-Training auf dem untersten Ast des Herzfrequenz-Trainingsbaums (im Folgenden mehr darüber). Zunächst absolvierte sie ein Gehtraining in der Herzgesundheitszone bei 50 bis 60 Prozent ihrer maximalen Herzfrequenz und wechselte dann zu einem anstrengenderen 90-Tage-Programm. Nach einem Jahr nahm sie an ihrem ersten Triathlon teil. Heute fühlt sie sich topfit. Sie trainiert dreimal wöchentlich in einem Fitness-Studio; durch Krafttraining baut sie ihre Muskelkraft auf. Und sie läuft regelmäßig. Wie hat sie das geschafft?

## Der Trainingsbaum

Christine optimierte ihr Fitnessprogramm mit Hilfe des Trainingsbaums. Als Kind liebte ich es, auf große Eichen zu klettern. Meine Mutter ließ mir meinen Spaß. Sie bewunderte meine Abenteuerlust, hatte aber sicherlich Angst, ich könnte herunterstürzen und mir ein Bein brechen. Doch beim Trainingsbaum braucht sich keine Mutter zu sorgen. Er ist völlig sicher. Sie klettern an seinen Ästen hoch und wieder herunter, ganz nach Ihren eigenen Vorstellungen. Wenn Sie einen Ast loslassen, fallen Sie einfach auf den darunter liegenden.

**Es ist schön, hoch zu klettern ohne Gefahr.**

Der Herzfrequenz-Trainingsbaum gleicht einem Weihnachtsbaum. Die unteren Äste sind dick und stark, die oberen streben einer dünnen Spitze entgegen. So wie Sie ihn von den unteren kräftigen Ästen in Richtung auf die kurzen oberen erklimmen, werden Sie eine stetige Verbesserung Ihrer gesamten Fitness erfahren. Auf jedem Ast werden Sie verweilen, um Ihr Gleichgewicht zu finden und Kraft für die nächste Stufe zu sammeln. Während Sie hinaufklettern und immer mehr Zeit in immer

höheren Zonen verbringen, erfährt Ihr Körper wundervolle Veränderungen. Das Zonenklettern wird Ihre neue Sportart!
Der Trainingsbaum sieht folgendermaßen aus:

## *Der Trainingsbaum*

**Wett-
kampf**

Wählen Sie diesen Ast, wenn Sie für Wettkämpfe trainieren.

**Spitzenleistung**

Wählen Sie diesen Ast, wenn Sie sich langfristig auf ein Rennen vorbereiten.

**Intervall**

Wählen Sie diesen Ast, wenn Sie Ihre Geschwindigkeit steigern wollen.

**Kraft**

Wählen Sie diesen Ast, wenn Sie Krafttraining betreiben.

**Ausdauer**

Wählen Sie diesen Ast, wenn Sie die Leistungsfähigkeit des Herz-Kreislaufsystems verbessern wollen.

**Basis**

Wählen Sie diesen Ast, wenn Sie gerade mit dem Training beginnen.

**Stamm**

Wählen Sie den Stamm, wenn Sie sich gerade von einer Krankheit oder von übermäßigem Training erholen.

Sind Sie bereit? Dann wollen wir klettern!

## *Basis-Ast*

Auf dem ersten der sechs Äste des Trainingsbaums beginnt das Training von Herz, Lunge und Gefäßsystem – es ist der Basis-Ast. Hier haben Sie bereits während Ihres ersten 30-Tage-Programms zu Beginn des Herzfrequenz-Trainings trainiert. Während dieser

Phase werden Sie mit der körperlichen Aktivität vertraut, sie fällt Ihnen zunehmend leichter, Schlaf- und Ruhepuls werden niedriger und Sie beobachten die ersten Veränderungen im Körper, wie z. B. Zunahme der Muskelkraft. Sie werden das Herzfrequenz-Training auf dieser Stufe zumindest vier bis sechs Wochen lang durchführen wollen. Wenn Sie sich dann unterfordert fühlen und eine höhere Belastung suchen, steigen Sie hoch auf den nächsten Ast.

Der Basis-Ast stellt den Ausgangspunkt dar. Das Training erfolgt langsam, sanft im Bereich der untersten drei Zonen (Herzgesundheitszone, gemäßigte und aerobe Zone). Es handelt sich um ein Grundlagentraining, das Kraft und kardiovaskuläre Ausdauer aufbaut, sodass ohne schnelle Ermüdung und Muskelkater das Bewegungsprogramm durchgeführt werden kann. Dieses Training sollte Sie nicht übermäßig beanspruchen oder Sie über Ihre Leistungsgrenze hinausführen. Betrachten Sie Christines Basistraining:

---

### Christines 30-Tage-Basis-Programm

| | |
|---|---|
| **Aktivitäten** | Gehen, Rad fahren, Gehen |
| **Häufigkeit** | 3 Trainingseinheiten pro Woche |
| **Intensität (bei jeder Einheit)** | Herzgesundheitszone (10 Minuten), gemäßigte Zone (10 Minuten), aerobe Zone (10 Minuten) |
| **Dauer** | 30 Minuten pro Übungseinheit |

---

Christine begann langsam bei niedriger Belastung und suchte sich dafür Aktivitäten, die ihr Spaß machten, wie z. B. Spaziergänge mit dem Hund. Am Ende des ersten Monats ihres Basistrainings freute sie sich bereits über die erkennbaren Fortschritte: verstärkte Kalorienverbrennung bei jedem Training, Zunahme von Kraft, Selbstvertrauen und Selbstwertgefühl, verbesserter Blutdruck, erleichterte Atmung und ein Zuwachs an Energie. Nun konnte sie bequem den nächsten Ast erklimmen.

### Ausdauer-Ast

**Ihr Körper dankt Ihnen das Training.**

Nach einer angemessenen Trainingsphase in der Basisstufe können Sie nun auf den Ausdauer-Ast aufsteigen. Während dieser Phase verlängern Sie einfach die Trainingszeiten in Ihrer Zone. Die Ausdauerstufe bezeichnet eine lange Periode von mehreren Wochen langsamen und leichten Trainings in verschiedenen Zonen. Sie profitieren auf vielfältige Weise von diesem Mehrzonentraining. Sie werden sicher vier bis sechs Wochen in dieser Phase verweilen wollen; das Training macht Spaß und Sie gewöhnen sich an die längeren Trainingszeiten in den verschiedenen Zonen. Der Körper passt sich allmählich an die neue Belastung an. In dem Maße, in dem sich die Muskulatur aufbaut, werden Sie die gleiche Wegstrecke bei geringerer Herzfrequenz zurücklegen können; gleichzeitig stabilisiert sich Ihr Gewicht oder reduziert sich um einige Kilogramm.

Ihr Herz-Kreislaufsystem kann nun allmählich längere Übungseinheiten durchhalten. Physiologisch betrachtet ist Ihr Körper nun in der Lage, die Muskeln mit mehr Sauerstoff zu versorgen und die Fettvorräte zur Kalorienverbrennung zu mobilisieren. Ihr Herz schlägt kräftiger, jeder Schlag transportiert mehr Blut und die Gefäße weiten sich. Christine ging folgendermaßen vor:

---

### Christines 90-Tage-Ausdauer-Programm

| | |
|---|---|
| **Aktivitäten** | Gehen, Laufen, Rad fahren, Gehen, Aerobic |
| **Häufigkeit** | 5 Trainingseinheiten pro Woche |
| **Intensität (bei jeder Einheit)** | Herzgesundheitszone (5 Minuten), gemäßigte Zone (10 Minuten), aerobe Zone (15 Minuten) |
| **Dauer** | 30 Minuten pro Übungseinheit |

---

Nun war Christine fit für weitere Herausforderungen und fügte ihrem Sportprogramm einige weitere anstrengendere Trainingseinheiten hinzu: Laufen und Aerobic. Sie trainierte nun länger in der höheren aeroben Zone. Lange vor Ablauf der 3-Monats-Frist wurden die Ergebnisse sichtbar: bessere Sauerstoffversorgung, stärkere Muskeln, die sich leichter und länger bewegen, ein leistungsfähigeres Herz. Nun war Christine in der Verfassung, sich auf den nächsten Ast zu schwingen: Ihr Herz war gesund.

## Kraft-Ast

Auf diesem Ast beginnt das Krafttraining. Hierbei werden die Muskeln gekräftigt; die Schnelligkeit wird dadurch aber nicht notwendigerweise ebenfalls gesteigert. Zum Training auf dem Kraft-Ast gehören Aktivitäten wie Bergaufgehen, Laufen, Treppensteigen, Krafttraining an Geräten oder mit freien Gewichten. In diesem Bereich können Sie hoch technisierte Fitnessgeräte einsetzen oder einfache Gymnastiübungen durchführen wie Liegestütze, Beugestütze oder Sit-ups.

**Neue Übungen fordern Sie heraus.**

Ziel dieser Trainingsphase ist die Kräftigung spezieller Muskelgruppen. Wenn Sie gerne schwimmen, können Sie Übungsgeräte wie Flossen, Handflossen oder Schwimmhilfen, die Sie zwischen die Oberschenkel klemmen, verwenden. Diese Trainingshilfen fordern die Muskulatur stärker, machen Sie aber nicht unbedingt schneller. Wenn Sie lieber laufen oder Rad fahren, bieten sich während dieser Trainingsperiode Bergstrecken an.

Indem Sie einen Muskel mehr belasten oder fordern, stärken Sie ihn. Durch die erworbene Muskelstärke können Sie größere Kraft ausüben. Krafttraining, wie z. B. Gewichtheben, basiert auf einem Überlastungsprinzip. Wenn man einen Muskel überfordert, reagiert er zunächst mit Ermüdung und erholt sich schließlich auf höherem Niveau.

Fitnessexperten empfehlen, dieses Training langsam und mit nur wenigen Wiederholungen durchzuführen. Beginnen Sie z. B. mit dem Heben eines 1-kg-Gewichts. Heben Sie es so oft, bis es Ihnen keine Mühe mehr bereitet. Erhöhen Sie dann entweder die Anzahl der Wiederholungen (Repetitionen) oder das Gewicht. Sie können z. B. 1 kg zwölfmal oder 1,5 kg zehnmal heben. In jedem Fall reagiert der Muskel auf die Überlastung.

Ich führe mein Krafttraining am liebsten in einem großen Bürohaus mit klimatisiertem Treppenhaus durch. Nachdem ich mein

Herzfrequenzmessgerät angeschlossen habe, laufe ich die Treppenfluchten rauf und runter. Dabei bemühe ich mich, 20 Minuten in meiner aeroben Zone zu bleiben. Das ist nicht leicht, weil ich immer in Versuchung gerate, hinauf zu rennen und gemütlich hinunter zu gehen. Ich mag das Gefühl, wenn die Beine zu brennen anfangen, denn ich weiß, dass sie dann am nächsten Tag gestärkt sind. Christine ging folgendermaßen vor:

---

### Christines 60-Tage-Kraft-Programm

| | |
|---|---|
| **Aktivitäten** | Gehen/Laufen, Laufen, Rad fahren, Gehen/Laufen, Aerobic |
| **Häufigkeit** | 5 Einheiten pro Woche |
| **Intensität (bei jeder Einheit)** | Herzgesundheitszone (5 Minuten), gemäßigte Zone (10 Minuten), aerobe Zone (20 Minuten), anaerobe Schwellenzone (5 Minuten) |
| **Dauer** | 40 Minuten pro Übungseinheit |

---

Christine verlängerte ihre Trainingsphasen von 30 auf 40 Minuten; außerdem erhöhte sie die Intensität und gelangte erstmals kurzzeitig in ihre höhere anaerobe Schwellenzone. Auch das Gehtraining, das Radfahren und die Aerobic intensivierte sie. Aus dieser Trainingsphase zog sie folgenden Gewinn: eine gestärkte und straffe Muskulatur.

Vor dem Erklimmen des nächsten Asts muss eine Warnung ausgesprochen werden. Die nächsten drei Äste eignen sich für Sportler, die ihre Leistungen steigern wollen. Doch zum Erhalt einer allgemeinen Fitness ist dieses Training eines Hochleistungsathleten nicht erforderlich. Sollten Sie sich aber dieses Ziel gesetzt haben, werden Sie nicht nur diese drei Äste erklimmen wollen, sondern sicher auch die Seiten 140–153 studieren. In diesem Kapitel gebe ich Hinweise für Hochleistungssportler. Christine aber wollte auf den unteren Ästen des Trainingsbaums verbleiben; daher werde ich dieses Hochleistungstraining nicht für ihre Bedürfnisse umsetzen.

## *Intervall-Ast*

Auf dem Intervall-Ast entwerfen Sie ein Programm, mit dessen Hilfe Sie schneller werden. Das ist ein wunderbares Gefühl. Sie können das Intervall-Training beginnen, indem Sie bei einer Übungseinheit sowohl die benötigte Zeit, die Strecke und die Herzfrequenz messen. In dieser Trainingsphase lernen Sie etwas über schnelle, kurze Temposteigerungen oder Sprints. Schlagen Sie auch die Seiten 122–139 auf, wo Sportarten beschrieben werden, bei denen es auf die Geschwindigkeit ankommt und suchen Sie sich Ihre bevorzugte Sportart aus. Denken Sie immer daran, dass das Herzfrequenz-Training universell anwendbar ist und bei jeder Sportart, jeder körperlichen Bewegung und jedem Menschen funktioniert.

In dem Maße, wie Ihr Körper vom Intervalltraining profitiert, werden Sie schneller und können in kürzerer Zeit längere Strecken bewältigen. Ihre Herzfrequenz bleibt dabei auf gleichem Niveau. Es ist ein herrliches Gefühl, ohne Stress und Anspannung leichtfüßiger zu werden. Sie fühlen geradezu, wie sich die Gefäßwände erweitern und besser durchblutet werden.

Diese Trainingsphase baut auf den unteren drei Ästen auf. Hinzu kommen Belastungen in der roten Zone in Form kurzer oder längerer Sprintintervalle. Die Folge sind hohe Herzfrequenzen, da Sie immer näher an Ihre maximale Herzfrequenz herankommen. Sie atmen kräftig, schauen gebannt auf Ihr Messgerät und werden die Herzfrequenz an die Obergrenze der höchsten Zone ansteigen sehen. Beim anstrengenden und schnellen Training werden Sie das »Brennen« fühlen. Als Lohn werden Sie schneller.

Hochleistungssportler wissen, dass man sich zur Steigerung der Geschwindigkeit beim Training an die rote Zone herantasten muss. Immer wenn Sie die rote Zone erreichen, begeben Sie sich in einen gefährlichen Bereich. Es ist außerordentlich wichtig, die Zeit in der roten Zone zu begrenzen. Hier liegt die Bedeutung des Intervalltrainings – der Wechsel zwischen schnellen, intensiven Trainingseinheiten und langsamen, leichten Phasen. Dabei werden Sie schneller.

**Jetzt ist Ihre Kreativität gefragt.**

### Der Spitzenleistungs-Ast

Mit dem fünften Ast erreichen Sie Ihren höchsten Fitnessstand und bereiten sich selbst auf Ihre persönliche Bestleistung vor. Hier liegt der Schlüssel zu athletischer Höchstleistung. Dieser Ast ist kurz und schlank; auf ihm können Sie sich nicht dauerhaft aufhalten, denn er ist nicht so kräftig wie die darunter liegenden Äste. Der Trainingsbaum fordert von Ihnen eine Auf- und Abbewegung. Er bietet mit jedem Ast die Möglichkeit unterschiedlicher Trainingsphasen und Trainingsintensitäten. Diese Vielfalt und Abwechslung braucht der Körper, um seine Leistungen zu steigern.

*Kampfgeist und Leistungswillen brauchen alle Sportler.*

Der Spitzenleistungs-Ast und der noch höher liegende Ast eignen sich nur für Sportler, die den Wettkampf suchen, die zu den schnellsten und ausdauerndsten Sportlern gehören wollen. Nur wenn Sie Hochleistungssportler werden und Bestleistungen erzielen wollen, sollten Sie auf diesen Ast steigen.

### Wettkampf-Ast

Der Wettkampf-Ast stellt die Spitze des Baums dar. Strecken Sie sich nach ihm nur aus, wenn Sie erfahren wollen, was maximale Fitness bedeutet. Diese Stufe kommt nur für Wettkampfteilnehmer in Frage, die maximalen Nutzen aus ihrem Trainingsprogramm ziehen müssen. Wer diesen Ast erreicht, will seine eigene Spitzenleistung erfahren. Er strebt nach Verbesserung der Zeiten, Kraftreserven oder persönlichen Rekorde. Das Erklimmen des Wettkampf-Asts ist sinnlos für jeden, der nur Gesundheits- und Fitnessvorteile, wie Gewichtsreduktion und allgemeine Fitness, sucht. Mit anderen Worten: Es existiert ein Unterschied zwischen einem Athleten und einem Wettkämpfer. Jeder, der sich intensiv anstrengt, ist ein Athlet. Wenn Sie das Herzfrequenz-Training praktizieren, sind auch Sie ein Athlet. Wenn Sie regelmäßig Sport treiben, sind Sie ein Athlet. Jeder kann ein Athlet werden. Wettkämpfer dagegen suchen ihre maximale Leistung. Sie laufen gegen die Stoppuhr und gegen andere Teilnehmer. Athleten laufen gegen sich selbst und ihre eigene Leistungsfähigkeit.

## *Der Erholungs-Stamm*

Sie werden sich wundern, warum ich mir den Erholungs-Stamm bis zum Schluss aufgehoben habe. Der Grund liegt darin, dass dieser Baumteil eine lebensnotwendige Funktion hat, egal ob man sich auf dem untersten Ast entspannt oder die Spitze erklommen hat. Besonders wichtig ist der Stamm natürlich für Sportler in größeren Höhen. Dort wird die Luft dünn und Erschöpfung kann eintreten.

Bei unserem Baum brauchen Sie nicht über die unteren Äste hinabzusteigen, um zum Boden zu kommen. Rutschen Sie einfach herunter und ruhen sich aus. Der Erholungs-Stamm bietet dem Körper sowohl Training wie Rast. Auch Erholung stellt eine Trainingsphase dar. Sie erholen sich vom langen Klettern zur Baumspitze, indem Sie in den unteren Zonen kurze, erholsame Belastungen durchführen. Sie können in dieser Ruhezeit zwar etwas Leistung einbüßen, aber jeder Körper benötigt Erholung, bevor er sich wieder stark fordern und emporsteigen kann.

**Ohne Erholung gibt es kein sinnvolles Training.**

Geben Sie sich keinen Augenblick dem Irrtum hin, Sie könnten ewig in der Baumspitze verweilen. Der Körper hat seine Grenzen. Wahrscheinlich kennen auch Sie jemanden wie Ron, der in meinem Fitness-Studio trainiert. Wir nennen ihn das »Tier«. Sein Trainingsprogramm grenzt an Besessenheit; er kann es mit den besten Läufern aufnehmen. Er verbringt Stunden in den höheren Zonen und rennt Woche für Woche unter höchster Belastung. Ron steigt nie freiwillig von der Spitze des Baums herunter, aber seine häufigen Unfälle – Folge des übermäßigen Trainings und fanatischen Laufens – holen ihn immer wieder auf den Boden zurück. Da plane ich meine Erholungsphasen doch lieber ein! Jeder, der das Herzfrequenz-Training betreibt, egal ob auf den unteren oder oberen Ästen, sollte diesen Grundsatz beherzigen.

Lassen Sie uns nochmals alles rekapitulieren. Der Baum auf der nächsten Seite zeigt die Phasen an, die Sie in jeder Zone auf dem von Ihnen gewählten Ast einplanen sollten:

## Trainingsdauer je Zone in Prozent

| Zone 1 | Zone 2 | Zone 3 | Zone 4 | Zone 5 |
|--------|--------|--------|--------|--------|
|        |        | **Wettkampf** |  |  |
|        |        | **Spitzenleistung** |  |  |
| 0 % | 10 % | 60 % | 20 % | 10 % |
|        |        | **Intervall** |  |  |
|        | 20 % | 60 % | 10 % | 10 % |
|        |        | **Kraft** |  |  |
| 10 % | 10 % | 70 % | 10 % |  |
|        |        | **Ausdauer** |  |  |
| 10 % | 40 % | 50 % |  |  |
|        |        | **Basis** |  |  |
| 30 % | 70 % |  |  |  |
|        |        | **Stamm** |  |  |

Behalten wir diese Angaben im Kopf und steigen wir los!

## Die erste Etappe der Klettertour

Nachdem Sie die Grundlagen des Trainingsbaum-Konzepts kennen gelernt haben, können Sie sich nun auf einen Ast begeben und die Klettertour beginnen. Wer bereits sportlich aktiv war, kann auf einem mittleren Ast beginnen. Das ist in Ordnung. Sie müssen nur dann am Erholungs-Stamm beginnen, wenn Sie sportlich völlig ungeübt sind oder sich von einer Verletzung oder einem harten Wettkampf erholen. Für die meisten Sportler stellt der Basis-Ast den idealen Startpunkt dar. Denken Sie immer daran, dass ein sicheres und gesundes Übungsprogramm schrittweise aufbaut; der Basis-Ast ist dafür die ideale Voraussetzung. Die Tabelle »Trainingsdauer je Zone« illustriert, wie Sie Ihre Übungszeiten auf die einzelnen Zonen verteilen:

## Trainingsdauer je Zone

| Zone | Max. HF | Trainings-zone | Trainings-dauer in der Basiszone | | Trainings-dauer in der Ausdauer-zone | | Trainings-dauer in der Kraftzone | | Trainings-dauer in der Intervallzone | | Trainings-dauer in der Spitzenleistungs-/ Wettkampfzone | |
|---|---|---|---|---|---|---|---|---|---|---|---|---|
| Z 5 | 90–100 % | Rote Zone | – | | – | | – | | 10 % | | 10 %; | |
| Z 4 | 80–90 % | Anaerobe Schwellen-zone | – | | – | | 10 % | | 10 % | | 20 % | |
| Z 3 | 70–80 % | Aerobe Zone | – | | 50 % | | 70 % | | 60 % | | 60 % | |
| Z 2 | 60–70 % | Gemäßigte Zone | 70 % | | 40 % | | 10 % | | 20 % | | 10 % | |
| Z 1 | 50–60 % | Herzge-sundheits-zone | 30 % | | 10 % | | 10 % | | | | – | |
| | | | 100 % | Min. | 100 % | Min. | 100 % | Min. | 100 % | Min. | 100 % | Min. |

Nehmen wir an, Sie planen ein Übungsprogramm mit nur einer Sportart, wie z. B. Radfahren. Bevor Sie sich aufs Rad oder den Heimtrainer setzen, sollten Sie die Sicherheit Ihres Rads überprüfen. Prüfen Sie Reifen und Bremsen. Wenn Sie nicht in bester körperlicher Verfassung sind oder länger nicht Rad gefahren sind, beginnen Sie auf dem Basis-Ast; trainieren Sie mindestens zwei Wochen ausschließlich in den untersten Zonen. Fahren Sie zehn bis 20 Minuten in der Herzgesundheits- und gemäßigten Zone. Nutzen Sie diese ersten Trainingseinheiten dazu, mit dem Rad vertraut zu werden. Mit fortschreitendem Training werden auch längere Strecken bei höheren Herzfrequenzen leichter und angenehmer. Folgendermaßen könnte ein 4-Wochen-Basisprogramm auf dem Fahrrad oder Heimtrainer aussehen:

## Beispiel eines Trainingsprogramms auf dem Basis-Ast

| Woche | Aktivität | Zonen | Trainingsdauer je Zone |
|-------|-----------|-------|------------------------|
| 1 | Rad fahren | Herzgesundheitszone, gemäßigte Zone | 10–20 Minuten, 15–25 Minuten |
| 2 | Rad fahren | Herzgesundheitszone, gemäßigte Zone | 10–20 Minuten, 20–25 Minuten |
| 3 und 4 | Rad fahren | Herzgesundheitszone, gemäßigte Zone | 10–25 Minuten, 35–55 Minuten |

**Berücksichtigen Sie Ihre ganz persönlichen Trainingsbedürfnisse.**

Experimentieren Sie nach Belieben mit Ihrem Plan. Ihr eigener Trainingsbaum gehört Ihnen ganz allein, Sie müssen ihn hegen und pflegen, um Ihre Ziele zu erreichen. Heutzutage wird ein Fitnessprogramm individuell maßgeschneidert. Das war früher anders. Was für Sie gilt, gilt eben nur für Sie. Wenn Sie Ihren Aufstieg am Baum planen, orientieren Sie sich nicht nur am Programm dieses Buches. Stimmen Sie Ihren Plan auf Ihre persönlichen Lebensumstände ab, damit er zu Ihren zeitlichen Rahmenbedingungen, Ihren Arbeitszeiten, Ihrem Lebensstil und zu Ihren Zielen passt.

Sie werden noch stärker vom Trainingsbaum profitieren, wenn ich Ihnen erkläre, wie Sie auf der Basis der Trainingsdauer je Zone Ihren persönlichen Übungsplan für das Herzfrequenz-Training aufbauen können. Dann werden alle Einzelaspekte zusammengefügt. Bleiben wir zunächst auf dem Basis-Ast. Wenn Sie Anfänger sind, stellt der Basis-Ast eine Herausforderung dar und es macht Spaß, auf ihm zu trainieren. Sie werden den Nutzen des Trainings bald verspüren, z. B. wenn Sie leichtfüßig Treppen steigen oder sich schwungvoller fühlen, besser schlafen und selbstzufriedener sind. Aber der Basis-Ast ist nicht nur für Anfänger geeignet! Letzten Sommer stürzte ich vom Pferd und das Pferd auf mich. Meine Achillessehne riss und ich konnte monatelang nicht trainieren. Als ich das Training schließlich wieder aufnahm, achtete ich streng darauf, mich nicht wieder zu verletzen. Ich trainierte vier Wochen lang bei 50 bis 60 Prozent meiner maximalen Herzfrequenz und baute ganz langsam und schrittweise Herz und

Achillessehne wieder auf. Durch dieses langsame und vorsichtige Vorgehen konnte ich meine Wettkampfform zurückgewinnen und allmählich den Baum hochsteigen.

## Das Punktsystem der Herzfrequenz-Methode

Mein Herzfrequenz-Punktsystem ist ein Mess-Instrument. Es misst und überwacht auf einfache Art und Weise Ihre Trainingseinheiten; so können Sie die Entwicklung über einen langen Zeitraum verfolgen. Außerdem bietet es ein Belohnungssystem.

**Ein Mess-Instrument für Ihre individuelle Leistung.**

Das Punktsystem basiert auf der täglichen Protokollierung des Trainings. Das Punktesammeln kann zum Motor Ihres Trainings werden. Im Mittelpunkt des Interesses steht die Belastungsintensität.

Das Punktsystem der Herzfrequenz-Methode funktioniert folgendermaßen:
- Sie erhalten für jede Übungsminute einen Punkt.
- Zusatzpunkte erhalten Sie durch das Training in den verschiedenen Zonen.

| Zone | Punkte | Nummer der Zone |
|------|--------|-----------------|
| Rote Zone | 5 | Z 5 |
| Anaerobe Schwellenzone | 4 | Z 4 |
| Aerobe Zone | 3 | Z 3 |
| Gemäßigte Zone | 2 | Z 2 |
| Herzgesundheitszone | 1 | Z 1 |

- Sie multiplizieren Ihre Punkte mit der Nummer der Zone und erhalten Ihre Tagessumme.
- Sie addieren die Tagessummen wöchentlich und erhalten die Wochensumme.

In der letzten Woche verdiente ich mir 180 Punkte durch das Training in drei Zonen bei insgesamt drei 30-minütigen Trainingseinheiten:

# Das Punktebuch des Herzfrequenz-Trainings

| Tag/Monat | Aktivität | Trainingsdauer je Zone | | | | | Gesamtpunkte | Tägliche Notizen | Kommentar |
|---|---|---|---|---|---|---|---|---|---|
| | | Z 1 | Z 2 | Z 3 | Z 4 | Z 5 | | | |
| **Montag** 3. 3. | Gehen | 30 | | | | | 30 | Ruhepuls 68 Gewicht 69,5 kg Sonstiges | Windig und kalt, leichte Gangart |
| **Dienstag** 4. 3. | | | | | | | | Ruhepuls Gewicht Sonstiges | |
| **Mittwoch** 5. 3. | Rad fahren | | 30 | | | | 60 | Ruhepuls 70 Gewicht 70,5 kg Sonstiges | Im Haus, 130 Schläge/Minute |
| **Donnerstag** 6. 3. | | | | | | | | Ruhepuls Gewicht Sonstiges | |
| **Freitag** 7. 3. | Schwimmen | | | 30 | | | 90 | Ruhepuls 67 Gewicht 70 kg Sonstiges | Warmes Wasser, Trainer kam nicht |
| **Samstag** 8. 3. | | | | | | | | Ruhepuls Gewicht Sonstiges | |
| **Sonntag** 3. 9. | | | | | | | | Ruhepuls Gewicht Sonstiges | |
| | | 30 | 30 | 30 | | | 180 | Wochenpunkte des Herz-Zonen-Trainings | |
| | | Z 1 | Z 2 | Z 3 | Z 4 | Z 5 | | | |

Die Gesamtzahl der Wochenpunkte erhalten Sie durch Multiplikation der Trainingsdauer je Zone mit der Nummer der entsprechenden Zone.

| Zone | Punkte der Zone | % der max. Herzfrequenz |
|---|---|---|
| Rote Zone | 5 | 90–100 % |
| Anaerobe Schwellenzone | 4 | 80–90 % |
| Aerobe Zone | 3 | 70–80 % |
| Gemäßigte Zone | 2 | 60–70 % |
| Herzgesundheitszone | 1 | 50–60 % |

## Das Punktebuch des Herzfrequenz-Trainings

| Tag/Monat | Aktivität | Trainingsdauer je Zone Z 1 | Z 2 | Z 3 | Z 4 | Z 5 | Gesamt-punkte | Tägliche Notizen | Kommentar |
|---|---|---|---|---|---|---|---|---|---|
| Montag | | | | | | | | Ruhepuls / Gewicht / Sonstiges | |
| Dienstag | | | | | | | | Ruhepuls / Gewicht / Sonstiges | |
| Mittwoch | | | | | | | | Ruhepuls / Gewicht / Sonstiges | |
| Donnerstag | | | | | | | | Ruhepuls / Gewicht / Sonstiges | |
| Freitag | | | | | | | | Ruhepuls / Gewicht / Sonstiges | |
| Samstag | | | | | | | | Ruhepuls / Gewicht / Sonstiges | |
| Sonntag | | | | | | | | Ruhepuls / Gewicht / Sonstiges | |
| | | Z 1 | Z 2 | Z 3 | Z 4 | Z 5 | | Wochenpunkte des Herz-Zonen-Trainings | |
| | | | | | | | | % Trainingsdauer je Zone | |

Die Gesamtzahl der Wochenpunkte erhalten Sie durch Multiplikation der Trainingsdauer je Zone mit der Nummer der entsprechenden Zone.

| Zone | Punkte der Zone | % der max. Herzfrequenz |
|---|---|---|
| Rote Zone | 5 | 90–100 % |
| Anaerobe Schwellenzone | 4 | 80–90 % |
| Aerobe Zone | 3 | 70–80 % |
| Gemäßigte Zone | 2 | 60–70 % |
| Herzgesundheitszone | 1 | 50–60 % |

Das Punktsystem der Herzfrequenz-Methode kann auf alle Belastungsstufen in allen Sportarten und Zonen angewendet werden. Fünf Minuten Radfahren in der aeroben Zone (Z 3) entspricht z. B. fünf Minuten Schwimmen in derselben Zone. Der Trainingseffekt ist nicht von der Sportart abhängig. Es ist gleichgültig, ob Sie wandern, Snowboard fahren, tauchen oder Squash spielen. Es kommt nur auf die Trainingsdauer und den Punktwert der Trainingszone an. Ich werde diesen Punkt auf den Seiten 122–139 weiter ausführen. Im Moment genügt es zu wissen, dass Sie von jeder der fünf Zonen auf unterschiedliche Weise profitieren und dafür verschiedene Punktwerte erwerben. Diese Werte hängen von der Intensität Ihrer Herzfrequenz und der Trainingsdauer je Zone ab. Zu Beginn der Trainingseinheit müssen Sie nur bestimmen, in welcher Zone und wie lange Sie trainieren wollen, und diese Vorgaben dann auch einhalten.

Im ersten Jahr ihres Herzfrequenz-Trainings hatte sich meine Nachbarin Christine auf 250 Punkte pro Woche heraufgearbeitet. Dann unterbrach eine Rückenoperation ihr Training. Darüber war sie sehr enttäuscht. Denn sie war sehr stolz auf ihre Fortschritte und die Tatsache, dass sie das Rauchen aufgegeben hatte, gewesen. Doch letztlich lernte sie infolge der Operation Neues hinzu. Als der Arzt sportliche Betätigung wieder erlaubte, begann sie mit einem Gehtraining von täglich 60 Minuten in der Herzgesundheitszone (Z 1). Das bringt 60 Tagespunkte. Innerhalb von zwei Wochen steigerte sich Christine auf drei Stunden Gehen (180 Minuten) am Tag, auch in der Herzgesundheitszone. Sie bekam dafür 180 Tagespunkte. Doch dabei übernahm sie sich und musste wegen erneuter Rückenbeschwerden wieder pausieren. Sechs Monate später musste sie sich einer weiteren Rückenoperation unterziehen.

**Nach jeder Pause das Training langsam beginnen!**

Beim nächsten Mal nahm sie das Training viel vorsichtiger wieder auf. Sie startete am Stamm des Trainingsbaums und erwarb in der Woche 100 Punkte, d. h. nur 25 Punkte an jedem Trainingstag. Nach einem Monat auf dem Erholungs-Ast begann sie hochzuklettern. Nach sechs Monaten nahm sie an ihrem ersten Damentriathlon teil. Zum ersten Mal in ihrem Leben schwamm sie 0,8 Kilometer, fuhr 20 Kilometer Rad und lief fünf Kilometer. Ihre Freude war riesig.

Ihre Wochen- und Monatspunkte sollten ein erreichbares Ziel darstellen. Betrachten wir nochmals Jennifer, die Ingenieurin aus dem Kapitel *Der erste 30-Tage-Plan*, in ihrer zweiten Trainingswoche. Unten ist ihr Übungsplan nochmals angeführt, ergänzt durch die Trainingspunkte:

## Das Punktebuch des Herzfrequenz-Trainings

| Tag | Sportart | Zone | Nummer der Zone | Trainingsdauer | Punkte des Herzfrequenz-Trainings |
|---|---|---|---|---|---|
| **Montag** | Ruhe | | | | |
| **Dienstag** | Rad fahren | Gemäßigte Zone | 2 | 20 | 40 |
| **Mittwoch** | Ruhe | | | | |
| **Donnerstag** | Gehen | Herzgesundheitszone | 1 | 20 | 20 |
| **Freitag** | Ruhe | | | | |
| **Samstag** | Rad fahren | Gemäßigte Zone | 2 | 20 | 40 |
| **Sonntag** | Tennis | Herzgesundheitszone | 1 | 40 | 40 |
| | | | | **Gesamt:** | 140 |

Um das Punktebuch des Herzfrequenz-Trainings am Ende dieses Kapitels vervollständigen zu können, müssen Sie festlegen, wie viele Punkte Sie erreichen wollen. Welches Punktziel sollten Sie sich setzen? Das hängt von mehreren Faktoren ab. Trainieren Sie schon längere Zeit oder haben Sie gerade erst damit begonnen? Welche Ziele wollen Sie erreichen? Was würden Sie gerne als Erstes zustande bringen? Wenn Sie bereits ein Training begonnen haben, schreiben Sie Ihr gegenwärtiges Programm auf und bestimmen Ihre durchschnittlichen Wochenpunkte. Das liefert eine gute Ausgangsbasis. Haben Sie Ihr bisheriges Training aufgezeichnet, ermitteln Sie rückwirkend Ihre Wochenpunkte.

Wenn Sie gerade heute mit der Herzfrequenz-Methode beginnen, so gehen Sie es gemächlich an und steigern sich schrittweise. Ihr erstes Wochenziel beträgt 100 Wochenpunkte. Teilen Sie diese Zahl durch die Anzahl der Tage, an denen Sie kardiovaskuläre Belastungen planen. Wenn Sie vier Trainingseinheiten pro Woche

**Überlegen Sie genau, welche wöchentliche Punktzahl Sie erreichen wollen.**

einplanen, ergibt sich ein Durchschnittswert von 25 Punkten je Trainingstag, bzw. 25 Minuten in Zone 1 (Herzgesundheitszone) an vier Tagen der Woche. Wenn Sie sowohl in Zone 1 als auch in Zone 2 trainieren wollen, müssen Sie die Punkte entsprechend berechnen. Das letzte Beispiel ergab eine Summe von 160 Punkten – für manche Anfänger ein zu hoher Wert.

Als nächsten Schritt legen Sie fest, wo Sie sich auf dem Trainingsbaum befinden. Wenn Sie bereits trainieren und feste Ziele haben, sind Sie für den Basis-Ast wahrscheinlich schon zu fortgeschritten. Wenn Sie reiner Anfänger sind, sollten Sie die volle Zeit in der Herzgesundheitszone auf dem Basis-Ast verbringen. Wenn Sie dann allmählich den Baum erklimmen, werden Sie längere Trainingszeiten in Ihrer Zone verbringen und immer mehr Punkte sammeln und dabei immer leistungsfähiger und fitter werden.

Wer in der Herzfrequenz-Methode geübt ist, kann 1000 Punkte in der Woche oder mehr erreichen. Ich kenne einige olympiareife Athleten, die es auf 6000 Wochenpunkte bringen; doch dies liegt weit oberhalb der »normalen« Zielsetzungen.

Die folgenden Anhaltspunkte für realistische Wochenpunktzahlen helfen Ihnen, Ihre persönlichen Trainingsziele festzulegen. Sie gelten bei sportlichen Vorkenntnissen.

| Fitness-Stufe | Wochenpunkte beim Herzfrequenz-Training |
|---|---|
| Völlig untrainiert | 75–100 |
| 1- bis 2-mal Bewegung pro Woche, insgesamt weniger als 2 Stunden | 75–150 |
| 3 Trainingseinheiten pro Woche, insgesamt weniger als 3 Stunden | 100–200 |
| Tägliche Bewegung | 150–400 |
| Regelmäßiges Training | 200–500 |
| Training vor einem Wettkampf | 300–750 |
| Training vor einem Marathonlauf | 500–1000 |
| Training für einen Hochleistungswettbewerb | 1000 und mehr Punkte |

# Sallys wöchentliches 1000-Punkte-Trainingsprogramm

Um Ihnen zu zeigen, wie ich einen aus verschiedenen Sportarten und verschiedenen Zonen bestehenden Trainingsplan aufbaue, betrachten wir nun meinen eigenen 1000-Punkte-Wochenplan. Montags fahre ich eine Stunde in der gemäßigten Zone Mountainbike. Da ich dabei in der Zone 2 übe, multipliziere ich die 60 Minuten mit dem Faktor 2 und erhalte **120 Punkte**.

Dienstag steht Intervalltraining auf dem Programm. Ich laufe längere Intervalle in Etappen von 1,6 Kilometer. Für 1,6 Kilometer wird ein Zeitraum von sechs Minuten 15 Sekunden bis sechs Minuten 30 Sekunden angesetzt. Dazwischen werden als aktive Pausen jeweils 400 Meter in lockerem Lauf absolviert. Dabei erwerbe ich folgende Punkte: 40 Punkte für das achtminütige Aufwärmtraining und zwölf Minuten Aktivpause in Zone 2 sowie 130 Punkte für 26 Minuten in Zone 5. Summe **170 Punkte**.

Mittwochs schwimme ich. Zunächst schwimme ich 200 Meter zum Aufwärmen und danach drei Lagen von jeweils 500 Meter im mittleren Bereich meiner aeroben Zone, Zone 3. Dieses Training ist angenehm und ich genieße die gesamten 40 Minuten. Gesamtpunkte: **120**.

Am Donnerstagnachmittag schließe ich mich einer Radgruppe an. Bis zum Verlassen der Stadt bewegen wir uns aufgrund der Ampeln und des starken Verkehrs in der Herzgesundheitszone, Zone 1. Auf dem Land fahren wir ca. 30 Minuten in der anaeroben Schwellenzone, Zone 4. Punkte insgesamt: **180**.

Der Freitag ist Ruhetag; manchmal setze ich ein besonderes Training an, z. B. Stretching oder zusätzliches Krafttraining.

Am Samstag nehme ich meist an einem Rennen oder einem Trainingslauf teil. Dieses Mal will ich in der aeroben Zone 3 laufen; das Rennen dauert ca. 50 Minuten. Punkte: **150**.

Am Sonntag lege ich eine doppelte Trainingseinheit ein: je eine Stunde Rad fahren und Laufen in Zone 3. Punkte: **360**.

Das ist mein typischer Trainingsplan bei mittlerem Trainingsstand. Ich bewege mich dabei auf dem Intervall-Ast des Trainingsbaums. Die gesamte wöchentliche Trainingszeit liegt bei 6,5 Stunden. Das ist etwas weniger als eine Stunde pro Tag.

**Trainingsplan einer Hochleistungssportlerin.**

# KARSTADT *Sport*

## DIE ALEX HERZ-FREQUENZ-MESS-SYSTEME

Ein leistungsfähiges Herzfrequenzgerät ermöglicht nicht nur ein effizientes Erreichen der persönlichen Fitnessziele, sondern generell einen verbesserten körperlichen Allgemeinzustand. Es kommt darauf an, mit der richtigen Belastungsintensität zu trainieren, die sich am besten über die Herzfrequenz kontrollieren läßt.

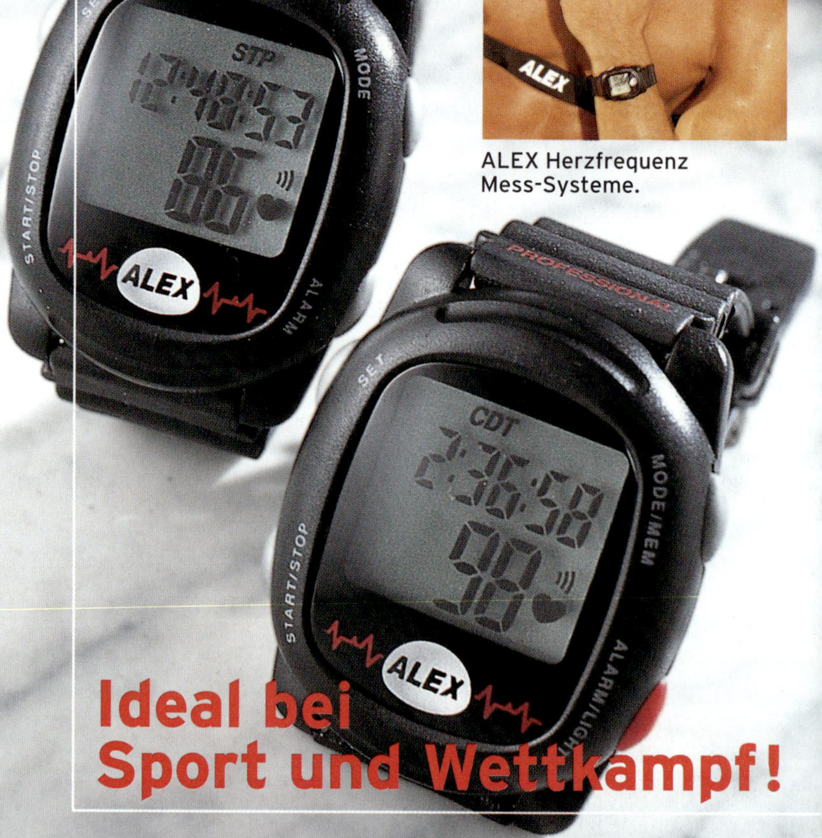

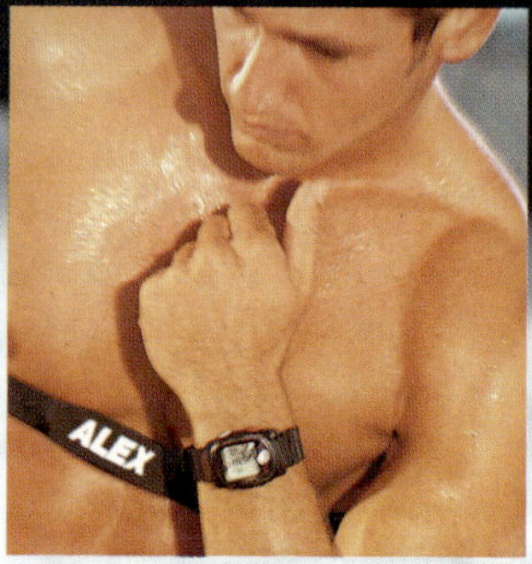

ALEX Herzfrequenz Mess-Systeme.

# Ideal bei Sport und Wettkampf!

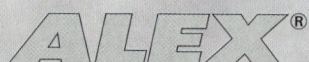

**ALEX-ECO-PLUS**
- Akustische Warnung bei Über-/Unterschreitung des Pulses
- Große Digitalanzeige der aktuellen Herzfrequenz
- Zeitanzeige • Stoppuhr mit Additionsmessung • Wasserdicht
Bestell-Nr. 24 001 239/99

## 99.-*

**ALEX-PRO-PLUS**
- Akustische Warnung bei Über-/Unterschreitung des Pulses
- Große **beleuchtete** Digitalanzeige der Herzfrequenz • Zeitanzeige
- Stoppuhr mit Additionsmessung
- Memory-Recal • Wasserdicht
Bestell-Nr. 24 001 246/99

## 149.-*

**Bestell-Hotline: 02301/87257**

\* Preise in DM gültig bis Februar 2000.

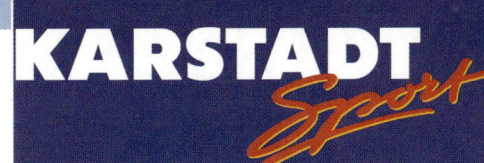

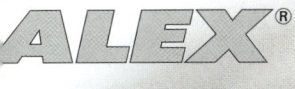

**ALEX-FITNESS PLUS**
Dieser neue Fitness-
Artikel ermöglicht
Ihnen die EKG-genaue
Herzfrequenzmessung
für alle Heimsport-
geräte, die über eine
BV-Funktionseinrich-
ung zur Messung der
Pulsfrequenz verfügen.
Die im Brustbereich
gemessenen Daten
werden drahtlos in den
Computer Ihres Heim-
sportgerätes über-
ragen und dort digital
angezeigt.
Bestell-Nr. 24 001 291/2

**69.⁹⁰\***

\* Preise in DM gültig
bis Februar 2000.

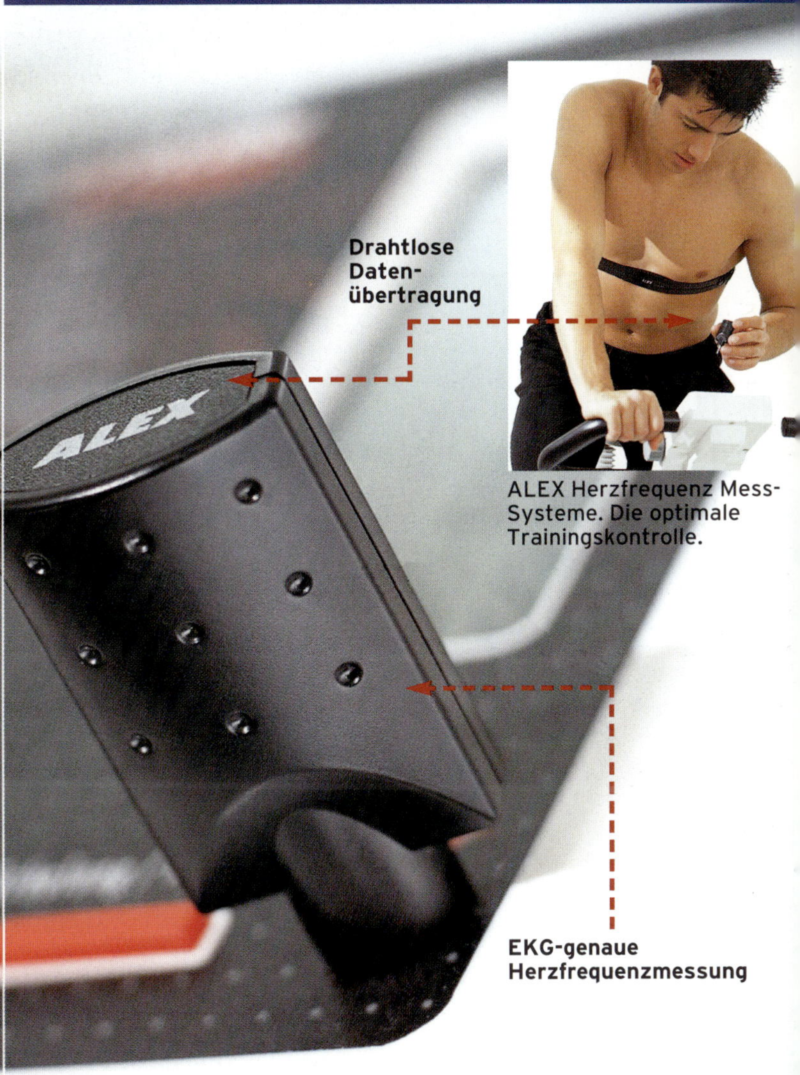

**Drahtlose
Daten-
übertragung**

ALEX Herzfrequenz Mess-
Systeme. Die optimale
Trainingskontrolle.

**EKG-genaue
Herzfrequenzmessung**

# Die optimale
# Trainingskontrolle.

## Ihr persönliches Trainingstagebuch

Nun ist es an der Zeit, über Ihre Ziele nachzudenken und Ihren Platz auf dem Trainingsbaum zu suchen. Vervollständigen Sie jetzt die erste Seite Ihres Herzfrequenz-Trainingstagebuchs. Vielleicht schlagen Sie nochmals die Illustration des Trainingsbaums auf Seite 100 auf oder die Darstellung der Trainingsdauer je Zone auf Seite 109.

---

**Datum:**

**Meine Klettertour auf dem Trainingsbaum beginnt auf dem Ast:**

**Meine Trainingsdauer je Zone auf diesem Ast umfasst:**

| Name(n) der Zone(n) | Trainingsdauer in Prozent |
| --- | --- |
| _____ | _____ |
| _____ | _____ |
| _____ | _____ |
| _____ | _____ |

**Ich kann mich wöchentlich _____ Minuten meinem Herzfrequenz-Training widmen.**

**Als Ziel habe ich mir _____ Wochenpunkte beim Herzfrequenz-Training gesetzt.**
**Ich möchte _____ Übungseinheiten absolvieren.**
**Der folgende Plan zeigt die Verteilung.**

---

Die besten Vorsätze können durch Zeitmangel immer wieder zunichte gemacht werden. Darum empfehle ich Ihnen, einen Plan anzulegen und darin die angestrebten Ziele einzutragen. Dabei können Sie jederzeit Veränderungen vornehmen, wenn Ihre Lebensumstände oder Ihre Arbeitsbelastung dies erfordern, müssen aber nicht gleich Ihre Fitnessziele ganz aufgeben.

## Das Punktebuch des Herzfrequenz-Trainings

| Tag/Monat | Aktivität | Trainingsdauer je Zone | | | | | Gesamt-punkte |
|---|---|---|---|---|---|---|---|
| | | Z 1 | Z 2 | Z 3 | Z 4 | Z 5 | |
| **Montag** | | | | | | | |
| **Dienstag** | | | | | | | |
| **Mittwoch** | | | | | | | |
| **Donnerstag** | | | | | | | |
| **Freitag** | | | | | | | |
| **Samstag** | | | | | | | |
| **Sonntag** | | | | | | | |

| | | Wochenpunkte des Herz-Zonen-Trainings | | | | |
|---|---|---|---|---|---|---|
| | | Z 1 | Z 2 | Z 3 | Z 4 | Z 5 |
| | | | | | | |
| **% Zeit in der Zone** | | | | | | |

| Zone | Punkte der Zone | % der max. Herzfrequenz |
|---|---|---|
| Rote Zone | 5 | 90–100 % |
| Anaerobe Schwellenzone | 4 | 80–90 % |
| Aerobe Zone | 3 | 70–80 % |
| Gemäßigte Zone | 2 | 60–70 % |
| Herzgesundheitszone | 1 | 50–60 % |

Die Gesamtzahl der Wochenpunkte erhalten Sie durch Multiplikation der Trainingsdauer je Zone mit der Nummer der entsprechenden Zone.

# Die kreative Gestaltung Ihres Fitnessprogramms

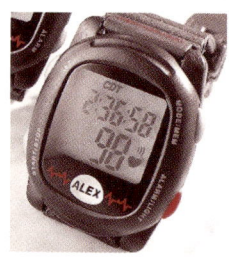

Mein Freund Michael bringt mich immer zum Lachen. Er ist freier Journalist und lebt auf dem Lande. Kürzlich begann er, mit einem Herzfrequenzmessgerät zu trainieren. Da er ein sehr einfallsreicher Mensch ist, bat ich ihn um ein paar Ideen zur kreativen Gestaltung der Herzfrequenz-Methode.

Eine Woche später erzählte er, dass er sein Messgerät einmal den ganzen Tag über vom Aufstehen bis zum Schlafengehen getragen habe. »Es war wirklich erstaunlich. Manche Aktivitäten ließen meinen Puls ungeahnt ansteigen und andere, von denen ich es eigentlich erwartet hätte, hatten keinen wesentlichen Einfluss.«

**Jede körperliche Belastung steigert die Fitness.**

Er erzählte vom Schneeschaufeln. Es hatte acht Zentimeter Neuschnee gegeben, die er von seiner Einfahrt wegschaufeln musste. Dabei schoss seine Herzfrequenz in weniger als zehn Minuten auf 142 Schläge/Minute hoch, mitten in seine anaerobe Schwellenzone, Z 4. Als er dann später in der Tennishalle ein Doppel spielte, passierte dagegen fast nichts. »Beim Aufschlag und Netzspiel kam mein Puls kaum in den mittleren Bereich meiner gemäßigten Zone. Also ging ich an die Rudermaschine im Fitness-Center. Daran erreichte ich die aerobe Zone Z 3 im Handumdrehen. In Zukunft werde ich 20 Minuten rudern, bevor ich Tennis spiele.« Auch Holzhacken brachte Michael in die aerobe Zone. Als er mit seinem Hund im Schnee herumtollte, blieb er in der gemäßigten Zone, Z 2. Aber gab es auch Ergebnisse, die ich noch nicht kannte?

Er lachte. »Da gibt es zwei Dinge, Sally. Nachmittags machte ich mit meiner Frau ein kleines Nickerchen, eins kam zum anderen und zack, 110, Herzgesundheitszone Z 1. Ganz bestimmt nehme ich jetzt Sex in mein Trainingsprogramm auf. Aber eine andere Sache überraschte mich wirklich: Als ich nach dem Schneeschaufeln nach drinnen kam, atmete ich schwer und schwitzte. Gerade in diesem Augenblick klingelte das Telefon und ich musste mit meinem Verleger sprechen. Als ich dreimal tief durchgeatmet hatte, schaute ich auf meinen Monitor, und die Herzfrequenz fiel auf fast magische Art von 110 auf 95. Wie wäre es, den Monitor zur Entspannung, Meditation und zum Stressabbau einzusetzen?«

Machen Sie es wie Michael. Tragen Sie Ihr Herzfrequenzmessgerät einen ganzen Tag lang. Wenn Sie noch keines besitzen, zählen Sie Ihren Puls während verschiedener Aktivitäten aus. Probieren Sie neue Belastungsformen, wie die Fitnessgeräte, auf die Sie vielleicht neugierig geworden sind. Haben Sie Spaß und seien Sie erfinderisch.

**Mit dem Herzfrequenzmessgerät erfahren Sie viel Neues über Ihren Körper.**

Meine Freundin und Trainingspartnerin Heidi erfuhr von meiner Leidenschaft für die Herzfrequenz-Methode während einer unserer ersten gemeinsamen Trainingsstunden. Ihr Trainer hatte ihr geraten, ausschließlich zu laufen, wenn sie in dieser Disziplin erfolgreich werden wolle. Er hatte ihr erklärt, sie solle im Wechsel an einem Tag intensiv und am nächsten Tag gemächlich laufen, jeweils eine bestimmte Kilometerzahl. Sie dachte, intensiv sei gleichbedeutend mit schnell und gemächliches Laufen bedeute einen gemütlichen Dauerlauf.

Zu Beginn unseres Trainings erklärte ich ihr mein Trainingsprogramm. »Heute ist ein intensives anaerobes Radfahrtraining in Zone 4 mit 175 bis 180 Schlägen/Minute angesetzt.« Sie schaute mich an, als hätte ich in einer fremden Sprache zu ihr gesprochen, grinste dann und legte sich das Herzfrequenzmessgerät an, das ich ihr mitgebracht hatte. Als wir auf unseren Rädern starteten, konnte Heidi das Tempo nur etwa 15 Minuten durchhalten und bat, etwas langsamer zu fahren. Das durchkreuzte meinen Plan, gab uns aber Gelegenheit, über das Training in verschiedenen Zonen zu sprechen, über das Erstellen von Trainingsplänen, über Trainingsziele und das großartige Gefühl, das sich einstellt, wenn man sein Ziel tatsächlich erreicht hat.

Für den nächsten Tag hatte ich mir ein doppeltes Trainingsprogramm vorgenommen, schwimmen und laufen. Als ich von meinem Mehrzonentraining berichtete, merkte ich, dass diese Theorie für Heidi allmählich einen Sinn ergab. Sie fasste es schließlich so zusammen: »Sally, du trainierst weniger als ich, ziehst aber mehr Nutzen aus deinem Training. Stimmt's?« In der Tat. Heidi entschied sich für meine Methode. Als sie dann mit ihrem Messgerät trainierte, wurde sie bald eine schnellere Läuferin.

Machen Sie es ihr nach. Vom abwechselnden Training in unterschiedlichen Zonen profitieren Sie auf verschiedenste Weise. Seien Sie kreativ. Bauen Sie Ihr eigenes, einzigartiges Programm aus. Sie werden fitter und schneller und gewinnen durch das Training auch in emotionaler Hinsicht.

## Abwechslungsreiche Trainingspläne

Um den Spaß an der Herzfrequenz-Methode zu bewahren, sollten Sie immer wieder neue Aktivitäten ausprobieren oder zumindest die bestehenden abändern. Wechselnde Trainingsformen kann man in der Halle und im Freien durchführen. Heben Sie Gewichte oder probieren Sie Kraftmaschinen aus. Dehnen Sie Ihre Muskeln, um ihre Beweglichkeit zu erhöhen. Probieren Sie neue Sportaktivitäten aus, auf die Sie neugierig geworden sind. Es folgen einige Vorschläge, die Ihnen zu mehr Spaß beim Hallen- und Außentraining verhelfen sollen.

### *Wechselnde Frequenz* (fartlek)

Es handelt sich bei dieser Trainingsform um eine Art Sprinttraining, d. h. schnelle, kurze Temposteigerungen wechseln mit Erholungsphasen bei langsamem Tempo. Für dieses Spiel wählen Sie zwei Herzfrequenzwerte aus – einen hohen und einen niedrigen – und trainieren so, dass die Herzfrequenz bis zu diesen Werten steigt bzw. fällt. Ich wähle oft die Werte 140 und 170. Ein anderes Mal wünsche ich eine Belastung in der roten Zone und nehme die Werte 165 und 185. Nun gilt es noch, die Trainingsdauer festzulegen, z. B. 30 Minuten. Nun kann das Spiel des Oszillierens der Herzfrequenz zwischen diesen beiden Werten beginnen. Bei schnellem Tempo erreichen Sie den oberen Wert, dann drosseln Sie die Belastung, bis die untere Grenze erreicht ist. Aktivieren Sie den Alarm an Ihrem Messgerät, damit er immer dann ertönt, wenn Sie die gewünschte Herzfrequenz erreichen. Trainieren Sie die gesamte Übungszeit auf diese Weise. Auf dem Laufband können Sie im Wechsel gehen, laufen, wieder gehen und laufen. Michael hat für diese Trainingsform besondere Betätigungen gewählt: den Wechsel zwischen Schneeschaufeln und Apportierspiel mit seinem Hund.

## Konditionsaufbau durch wechselnde Belastung
*(criss-cross)*

Diese Trainingsform realisiere ich an einem Tag in meiner aeroben Zone, Z 3, und am nächsten in der anaeroben Schwellenzone, Z 4. Ich belaste mich dabei fünf Minuten an der Obergrenze meiner aeroben Zone (155 Schläge/Minute) und lasse mich dann für fünf Minuten an deren Untergrenze (140 Schläge/Minute) zurückfallen. Danach intensiviere ich mein Training wieder und erreiche erneut die Obergrenze. Am anderen Tag wähle ich die 4-er Zone mit 155 bis 175 Schlägen/Minute und suche auf dem Fahrrad oder Heimtrainer die Belastung zwischen diesen beiden Werten. Den gleichen Effekt können Sie beim Laufen, Gehen, Treppensteigen, Holzhacken, bei Gartenarbeit oder beim Tanzen erreichen.

*Eine interessante Trainingsform.*

## Konstante Herzfrequenz

Sie entscheiden sich für eine bestimmte Herzfrequenz, z. B. 145 Schläge/Minute. Dieser Wert liegt innerhalb einer Zone, wie z. B. dem Bereich von 135 bis 155 Schlägen/Minute. Bei dieser Trainingsform ist man gezwungen, eine bestimmte Herzfrequenz einzuhalten. Gewöhnlich entscheide ich mich für den Mittelwert einer meiner fünf Zonen. Bei der mir eigenen maximalen Herzfrequenz von 200 Schlägen/Minute liegen die Mittelwerte meiner Zonen bei folgenden Frequenzen:

| Nummer der Zone | Name | Frequenzspanne (Meine maximale Herzfrequenz beträgt 195 Schläge/Min.) | Mittlere Herzfrequenz |
|---|---|---|---|
| Z 5 | Rote Zone | 180–200 | 190 |
| Z 4 | Anaerobe Schwellenzone | 160–180 | 170 |
| Z 3 | Aerobe Zone | 140–160 | 150 |
| Z 2 | Gemäßigte Zone | 120–140 | 130 |
| Z 1 | Herzgesundheitszone | 100–120 | 110 |

Nehmen Sie sich ein paar Minuten Zeit, um Ihre maximale Herzfrequenz sowie die Werte für Ihre Zonen einzutragen. Berechnen Sie dann Ihre mittleren Herzfrequenzen als Bezugspunkte für die Zukunft.

| Nummer der Zone | Name | Frequenzspanne (Meine maximale Herzfrequenz beträgt _____ Schläge/Min.) | Mittlere Herzfrequenz |
|---|---|---|---|
| Z 5 | Rote Zone | | |
| Z 4 | Anaerobe Schwellenzone | | |
| Z 3 | Aerobe Zone | | |
| Z 2 | Gemäßigte Zone | | |
| Z 1 | Herzgesundheitszone | | |

Wenn ich mich auf einen Wettkampf vorbereite, trainiere ich an zwei Wochentagen bei einer konstanten Herzfrequenz. An einem dieser Tage laufe ich während der gesamten Trainingszeit bei mittlerer Herzfrequenz in der anaeroben Schwellenzone bei 170 Schlägen/Minute. Ich bemühe mich, während des gesamten Zeitraums so dicht wie möglich an diesem Wert zu bleiben. Am nächsten Trainingstag wähle ich eine andere Sportart, z. B. Rad fahren. Ich versuche dabei, in der gemäßigten Zone Z 2 bei einer mittleren Herzfrequenz von 130 Schlägen/Minute zu verbleiben. Während der gesamten Zeit radle ich in diesem Bereich; danach fühle ich mich erholt. Michael entschied sich an dem einen Tag für das Rudern bei einer Herzfrequenz von 138 Schlägen/Minute und am nächsten für ein Tennisdoppel bei 106 Schlägen/Minute – das sind die Mittelwerte seiner anaeroben (Z 4) bzw. gemäßigten Zone (Z 2).

## Steigerung der Beweglichkeit

Ich empfehle Ihnen dringend, Dehnungsübungen in Ihr Herz-frequenz-Training einzubauen. Sie tragen enorm zu einer allum-fassenden Fitness bei. Wenn Sie sich dehnen, lockern sich die Ge-lenke und Ihre Beweglichkeit verbessert sich. Dann erreichen Sie z. B. beim Strümpfeanziehen müheloser die Füße. Auch wenn Sie Ihr Herzfrequenzmessgerät am Rücken befestigen wollen oder einen schmerzenden Muskel massieren, bereitet dies weniger An-strengung. Dehnen Sie sich nur nach vorangegangener Aufwärm-phase. Dabei wird durch behutsame, systematische Gymnastik der entsprechenden Körperbereiche die Durchblutung angeregt. Zum Aufwärmen der unteren Körperhälfte fahren Sie beispiels-weise etwa fünf Minuten auf dem Heimtrainer oder laufen fünf Minuten. Versuchen Sie dann die folgenden fünf Dehnungsübun-gen; achten Sie dabei auf den Anstieg Ihrer Herzfrequenz auf Ihrem Monitor. Die Art der Dehnungsübungen ist abhängig von Ihrer bevorzugten Sportart. Dehnungsübungen eines Läufers un-terscheiden sich von denen eines Golfspielers. Die hier angeführ-ten Beispiele sind für alle Sportler geeignet. Denken Sie an die Kontrolle durch Ihren Monitor.

**Sich dehnen bringt Segen!**

1. *Dehnung des Oberkörpers:* Setzen Sie sich aufrecht auf den Boden und strecken dabei das linke Bein aus. Umfassen Sie mit dem linken Arm das gebeugte rechte Knie und ziehen es vor-sichtig an den Körper heran. Halten Sie dabei den Rücken ge-rade. Die rechte Handfläche liegt flach auf dem Boden hinter dem Rücken. Dann schauen Sie über die rechte Schulter und atmen tief durch. Wiederholen Sie die Übung nach der anderen Seite. Behalten Sie jedes Mal Ihren Monitor im Auge.
2. *Dehnung der Oberschenkel:* Aus dem Stand beugen Sie Ihre Knie und legen Ihre Handflächen vor sich auf dem Fußboden

auf. Dabei schieben Sie Ihr linkes Bein seitlich nach außen, während Sie Ihr rechtes Knie beugen. Senken Sie Ihre Hüften, legen Sie Ihre Arme auf die Innenseiten Ihrer Beine. Der rechte Ellenbogen drückt das rechte Knie nach außen; die rechte Ferse sollte den Boden berühren. Diese Position zehn Sekunden halten, aufstehen und auf der anderen Seite wiederholen. Schauen Sie jedes Mal auf Ihr Messgerät.

3. *Dehnung der Schulter*: Stehen Sie gerade und nehmen Sie den rechten Arm hinter den Kopf. Drücken Sie den rechten Ellenbogen mit der linken Hand nach unten. Halten Sie diese Stellung fünf Sekunden. Dann mit dem linken Arm wiederholen. Schauen Sie auf den Monitor.

4. *Streckung*: Legen Sie sich auf den Rücken und strecken die Arme über dem Kopf aus. Gleichzeitig drücken Sie die Zehenspitzen nach unten. Dehnen Sie sich so weit wie möglich und strecken Sie Finger- und Zehenspitzen aus. Halten Sie die Position zehn Sekunden lang und entspannen Sie sich dann. Kontrollieren Sie dabei Ihr Herzfrequenzmessgerät.

5. *Quadrizepsdehnung*: Ziehen Sie im Stehen mit der linken Hand den rechten Fuß an Ihr Gesäß heran. Achten Sie im Einbeinstand auf Ihr Gleichgewicht. Halten Sie die Dehnung zehn bis 20 Sekunden lang und wiederholen Sie sie dann am anderen Bein. Kontrollieren Sie dabei Ihren Monitor.

**Wer nicht turnen mag, darf tanzen.**

Michael erhöhte seine Beweglichkeit durch Yogaübungen, bei einer Herzfrequenz um 100 Schläge/Minute, der unteren Grenze seiner gemäßigten Zone Z 2. Auch Tanzen, Callanetics oder andere Dehnungsübungen haben denselben Effekt.

## Belastungen im Frequenzintervall von 50 Schlägen

Dieses Intervalltraining stellt eine andere Form des Wechsels zwischen leichter und starker Belastung dar. Bei dieser hochstrukturierten Übungstechnik bewegt sich Ihre Herzfrequenz innerhalb dreier Zonen. Wählen Sie einen Frequenzbereich von 50 Schlägen, z. B. 130 bis 180 Schläge/Minute. Wärmen Sie sich auf und erhöhen die Anstrengung, bis Sie die Obergrenze des Intervalls erreichen. Sofort verringern Sie die Anstrengung, bis Ihre Herzfrequenz wieder um 50 Schläge abgefallen ist. Wiederholen Sie diese Sequenz insgesamt fünfmal. Michael fiel diese Übung an der Rudermaschine besonders leicht. Setzen Sie diese Übung in Ihrer Lieblingssportart um; allerdings müssen Sie dabei die volle Spanne ausschöpfen können. Sie können auch innerhalb von anderen Herzfrequenzbereichen trainieren und je Trainingstag eine andere Spanne auswählen. Ich trainiere an einem Tag in einem Frequenzbereich von 25 Schlägen und an einem anderen innerhalb einer Spanne von 40 Schlägen.

**Diese Trainingsform sollten Sie in Ihrer Lieblingssportart ausführen.**

## Stufentraining

Das Stufentraining über alle Zonen gefällt mir am besten. Die Herzfrequenz durchläuft dabei vier Zonen. Diese Übungsform gleicht dem Ersteigen von vier Leitersprossen. Beginnen Sie mit einem fünfminütigem Aufwärmtraining in Z 1, der Herzgesundheitszone. Erhöhen Sie die Geschwindigkeit geringfügig, bis Sie in die gemäßigte Zone, Z 2, gelangen; trainieren Sie in ihr weitere fünf Minuten. Dann erklimmen Sie die Z 3 oder aerobe Zone, verbleiben dort wiederum fünf Minuten. Nun können Sie entweder in Fünf-Minuten-Schritten die Leiter wieder hinunterklettern oder sich um eine weitere Sprosse in die anaerobe Schwellenzone, Z 4, vorwagen, wo Sie abermals fünf Minuten trainieren. Dabei kommen Sie gewaltig außer Puste und schwitzen stark. Wann immer Sie sich überfordert fühlen, gehen Sie einfach eine Stufe zurück.

## Ständige Steigerung

Es handelt sich hierbei um eine weitere stufenweise Trainingsform. Im Gegensatz zur oben beschriebenen Methode gehen Sie hierbei aber auf der Leiter nur in eine Richtung, nach oben. Diese Trainingsform stellt eine der schwierigsten Belastungsweisen dar, denn auf jeder neuen Stufe trainieren Sie härter. Dafür verringert sich auf jeder Stufe die Trainingsdauer um eine Minute:

| Zone | Trainingsdauer je Zone |
|------|------------------------|
| Z 1 | 5 Minuten |
| Z 2 | 4 Minuten |
| Z 3 | 3 Minuten |
| Z 4 | 2 Minuten |
| Z 5 | 1 Minute |

# Hallentraining

Sporttraining erfolgt heutzutage meist in geschlossenen Räumen, sei es zu Hause oder in einem Fitness-Studio. Dadurch wird das Training einfach, sicher, gesellig und macht Spaß. Es besteht dabei ein strukturierter Rahmen und dies erleichtert die Trainingsdisziplin. Viele Verfechter des Hallentrainings haben ein bevorzugtes Trainingsgerät und tendieren dazu, ihre gesamte Übungszeit an dieser Maschine zu absolvieren. Es kann sich dabei um ein Klettergerät, ein Liegefahrrad, eine Rudermaschine, ein Laufband oder einen Heimtrainer handeln. Das sind alles wunderbare Gerätschaften, sie haben oft aber einen Nachteil: Die Einstellung der Belastungsintensität ist meist vorprogrammiert. Das ist aber unsinnig. Sie sind ein einzigartiges Individuum mit eigenen Herzfrequenzzonen. Obwohl ich beinahe 50 Jahre alt bin, muss ich beim Training an einem solchen Gerät bei der Altersangabe 23 Jahre eingeben. Vielleicht müssen auch Sie sich über die Programmierung Ihres Lieblingsgeräts hinwegsetzen, um in Ihren Zonen trainieren zu können.

Doch Sie sollten sich beim Hallentraining nicht auf eine Übungsform beschränken. Seien Sie erfinderisch. Das beugt aufkommender Langeweile vor. Sie können Spiele erfinden, die Sie an Ihrem Lieblingsgerät ausführen oder Sie können zum Training unterschiedlicher Muskelgruppen verschiedene Geräte benutzen. Im Folgenden einige Vorschläge, wie Sie Ihr Hallentraining durch den Wechsel der Übungsgeräte bereichern können.

## *Fünf-Minuten-Zirkeltraining*

Machen Sie sich mit dem Training an einem Fitnessgerät vertraut, z. B. einem Laufband. Trainieren Sie dort fünf Minuten. Nun wechseln Sie zu einem zweiten Gerät und üben z. B. weitere fünf Minuten an einer Stufe. Finden Sie den Punkt, an dem Sie leicht von einem Herz-Kreislauf-Trainingsgerät zum anderen wechseln können. Bleiben Sie an jedem lange genug, um seine Auswirkungen auf Ihre Herzfrequenz zu erkennen. Bald werden Sie feststellen, dass Geräte, die sowohl die obere als auch die untere Körperhälfte fordern (Ruder-, Ski- oder Klettergeräte) den Puls stärker in die Höhe treiben als solche, die isoliert bestimmte Muskelgruppen trainieren (Heimtrainer).

»Das Krafttraining war meine Offenbarung«, sagte Michael. »Rudergerät und Laufband konnte ich ohne Anleitung benutzen. Dann fiel mein Blick hinüber auf die anderen Fitnessgeräte. Ich hätte mir wahrscheinlich nicht die Mühe gemacht, jemanden zu bitten, mir das Training an den Kraftmaschinen zu erklären. Ich bin froh darüber, dass du mich überredet hast, diesen entscheidenden Schritt zu tun. Das Training an diesen Geräten hat mir zu einem wesentlichem Kraftzuwachs verholfen.«

An dieser Stelle will ich auch Sie überreden: Probieren Sie alle Fitnessgeräte, die Ihnen interessant erscheinen, aus. Bitten Sie gegebenenfalls jemanden um Hilfestellung.

**Alle Möglichkeiten nutzen!**

## Einzonenstationen

Bevor Sie mit dieser Trainingsform beginnen, suchen Sie sich drei bis fünf für Sie angenehme kardiovaskuläre Trainingsgeräte sowie eine Übungszone aus. Angenommen, Sie entscheiden sich für die aerobe Zone, Z 3. Üben Sie nun an jedem Gerät fünf Minuten und bleiben Sie in dieser Zeit innerhalb der festgelegten Zone. Wiederholen Sie dann diese Trainingsphase. Benutzen Sie jedes Gerät, das Ihnen gefällt.

## Mehrzonenstationen

Wie bei den Einzonenstationen wählen Sie wieder drei für Sie geeignete Herz-Kreislauf-Übungsgeräte aus. Am ersten Gerät trainieren Sie fünf Minuten in der Herzgesundheitszone, Z 1. Wechseln Sie dann ans nächste Gerät. Hier bleiben Sie für fünf Minuten in der gemäßigten Zone, Z 2. Am dritten Gerät trainieren Sie in der aeroben Zone, Z 3. Danach wiederholen Sie die gesamte Sequenz. Durch das Training verschiedener Körperbereiche in unterschiedlichen Zonen werden Sie vielfältige positive Effekte erzielen.

Michael trainiert in der Z 1 auf dem Laufband, in der Z 2 am Rudergerät und in Z 3 an der Stufe. Sie können es auch so machen oder Ihren eigenen Plan ausarbeiten.

### *Vorprogrammiertes Training*

**Technische
Neuerungen
wecken die
Neugier.**
Viele hoch technisierte Trainingsgeräte bieten ein vorprogrammiertes Training an. Sie können es anwählen, indem Sie Zeit und Schwierigkeitsgrad eingeben. Probieren Sie sie einfach einmal aus; so können Sie sehen, ob es Ihnen Spaß macht. Benutzen Sie dann die vielfältigen Möglichkeiten, um Ihr eigenes Programm zusammenzustellen. Bei manchen Rudermaschinen kann man z. B. zu einem Wettkampf gegen einen Gegner auf einem Bildschirm antreten. Nehmen Sie die Herausforderung an! Ein wenig Wettbewerb bringt Spaß ins Training.

## Körperliche Arbeit

Obwohl ich bereits vor zehn Jahren das Konzept der wechselnden Trainingsformen entwickelte, kann ich mir seine enorme Popularität nicht als Verdienst anrechnen. Es erlangte seine Beliebtheit wohl nicht nur, weil es umfassende Fitness verschafft, sondern weil das Training in verschiedenen Sportarten Abwechslung bringt. Das Training im Freien bietet die unterschiedlichsten Möglichkeiten. Wir ersetzen Rudermaschine, Laufband und Aerobic durch frische Luft, freie Landschaft und Sonne. Die Natur ist der Ort, wo wir alles haben und dabei in Form kommen oder bleiben können.

Sie können zusätzliche Trainingspunkte gewinnen, indem Sie draußen arbeiten, nicht nur draußen trainieren. Ich meine damit richtige, körperliche Arbeit. Nehmen wir an, Sie leben in einer schneereichen Gegend. Schneeschaufeln ist da eine Notwendigkeit. Warum also jemanden bezahlen, der das für Sie tut? Warum nicht, wie Michael, das Schneeschippen als hervorragendes Training betrachten? Jede körperliche Arbeit im Freien kann als Training gestaltet werden.

Wie würden Sie die Trainingspunkte dafür einschätzen? Bestimmen Sie ganz einfach die Zeit, die Sie in der Zone trainieren wollen und beginnen Sie mit dem Schneeschippen. Stoppen Sie die Arbeitszeit in der Zone und tragen Sie am Ende, wenn der Schnee weggeschaufelt ist, den Wert in Ihr Trainingsprotokoll ein. Das ist genauso wertvoll wie jedes andere Training. Verdienen Sie Punkte durch Arbeit im Freien.

Körperliche Belastung ist körperliche Belastung. Unterscheiden Sie nicht zwischen Training und körperlicher Arbeit. Der Körper kennt diesen Unterschied nicht. Er weiß nur, dass er zur Verbesserung von Gesundheitszustand, Fitness und Leistungsfähigkeit Arbeiten in verschiedenen Frequenzbereichen ausführen muss. Er unterscheidet nicht zwischen Rudern auf der Rudermaschine oder im Boot oder einer Feldarbeit. Er kennt lediglich die Arbeitsbelastung, d. h. die Herzfrequenz während einer muskelbelastenden Tätigkeit, multipliziert mit der Zeitdauer, die Sie in der Zone verbracht haben.

**Körperliche Arbeit im Freien ist gesund und macht fit.**

Was ist, wenn Sie an Ihrem Trainingstag unbedingt einen Hausputz machen müssen? Wiederum gilt, dass der Körper nicht zwischen Fußbodenputzen oder Aerobic im Club unterscheidet. Warum also nicht Putzen als Herzfrequenz-Training (Fegen, Saugen, Schrubben usw.) in Ihren Trainingsplan einfügen? Halten Sie Ihre Anstrengungen, bezogen auf die Zonen und die Zeitdauer je Zone, fest. Wenn Sie in Z 3, also der aeroben Zone, putzen wollen, müssen Sie das Staubsaugen oder Schneeschippen einfach intensiver betreiben.

**Haus- und Gartenarbeiten bringen zahlreiche Trainingspunkte.**

Meine Nachbarn amüsieren sich jedes Mal, wenn sie mich im Garten arbeiten sehen. Ich renne hinter einem alten Handrasenmäher her. Diese Anstrengung hält mich in der aeroben Zone. Wenn der Grasfangkorb voll ist, lege ich meine Ruhepause ein. Ich genieße das Rasenmähen, denn es bringt mir Trainingspunkte!

Eine andere Form des Trainings im Freien ermöglicht es, die vier Komponenten der allgemeinen Fitness (Koordinationsvermögen, Herz-Kreislauf-Stärkung, Kraftzuwachs und Beweglichkeit) im Rahmen einer Belastungsphase zusammenzuführen. Sie können dies auf einem Trimm-Dich-Pfad oder einem selbst zusammengestellten Übungsparcours erreichen. Wenn Sie das nächste Mal das Herzfrequenz-Training durchführen, das vorwiegend der Verbesserung des Herz-Kreislaufsystems dient, unterbrechen Sie einfach das Training für einige Liegestütze oder Aufsitzübungen. Machen Sie beim Rasensprengen Dehnübungen oder schulen Sie Ihr Koordinationsvermögen mit Gleichgewichtsübungen.

Sie müssen keineswegs während der gesamten Trainingszeit Ihren Puls in derselben Zone halten. Da sich die Fitnessvorteile addieren, gönnen Sie sich Zeiten der Regeneration während anderer Aktivitäten und setzen Sie danach das Herz-Kreislauftraining fort. Ein wenig Abwechslung bringt Spaß und steigert die Fitness bei geringerem Zeitaufwand. Wenn ich Jogger an einer roten Ampel auf der Stelle laufen sehe, frage ich mich, warum sie nicht stehen bleiben und ihre Herzfrequenz abfallen lassen. Denn dann könnten sie vom Nutzen des Intervalltrainings profitieren.

**Machen Sie Ihren Alltag zum Fitnesstraining!**

Als ich Michael vorschlug, seinen eigenen Übungsparcours im Vorgarten abzustecken, war er begeistert. Als das Frühjahr nahte, suchte er seine Übungsgeräte zusammen: Rechen, Schaufel, Axt, Schubkarren, Tennisball. Auch sein Hund Holly wurde eingeplant. Dann baute er seinen Parcours auf: Nutzgarten, Komposthaufen und die Grasfläche, auf der Holly immer apportiert.

»Also«, sagte ich mir, »das hier ist mein Fitness-Studio. Zuerst reche ich die heruntergefallenen Blätter zusammen und karre sie auf den Komposthaufen (20 Minuten, davon zehn in meiner aeroben Zone, Z 3, bei 114-130 Schlägen/Minute und zehn Minuten in der 1-er-Zone). Dann werfe ich den Ball und scheuche Holly hin und her (fünf Minuten, in denen meine Herzfrequenz in die anaerobe Schwellenzone, Z 4, auf 130–146 Schläge/Minute hinaufklettert). Beim weiteren Werfen fällt sie wieder in die gemäßigte Zone, Z 2, (15 Minuten bei 98-114 Schlägen/Minute).« Wollen Sie Michaels Gesamtpunktzahl wissen?

| | | |
|---|---|---|
| Blätter zusammenrechen | 10 Minuten x Z 3 | = 30 Punkte |
| Ruhiges Zusammenrechen | 10 Minuten x Z 1 | = 10 Punkte |
| Ballwerfen und Herumtollen | 5 Minuten x Z 4 | = 20 Punkte |
| Ruhigeres Werfen | 15 Minuten x Z 2 | = 30 Punkte |

Es ergeben sich 90 Trainingspunkte. Dieses Mehrzonentraining reicht Michael für einen Übungstag aus.

»Das entspricht einer guten Stunde im Fitness-Club«, lachte er. »Ein Ball, Holly und ich verwandeln unseren Vorgarten in ein Fitness-Studio.«

## Welche Trainingsformen sind am besten?

Auf viele Fragen gibt es im Moment noch keine Antwort. Was ist besser für Sie: 30 Minuten Tennis oder 30 Minuten Squash? Erbringen 30 Minuten Tennis einen ebenso hohen Fitnesszuwachs wie 30 Minuten Squash? Vielleicht fragen Sie sich: »Was bringt mehr Kondition – 15 Minuten auf dem Heimtrainer oder 15 Minuten Fahrradfahren im Freien?« Oder Sie fragen sich, ob es besser ist, einen Golfparcours mit achtzehn Löchern zu spielen und dabei Ihre Tasche zu tragen oder die gleiche Strecke mit demselben Gewicht zurückzulegen, ohne dabei für die Schläge zu pausieren?

Wissenschaftler haben sich jahrelang bemüht, solche und ähnliche Fragen zu beantworten. Für diese Untersuchungen werden Sportler an Geräte angeschlossen, die den Energieverbrauch oder die aufgenommene Sauerstoffmenge des Körpers während unterschiedlicher Aktivitäten messen.

Nach beinahe 50 Jahren Forschung besteht Einigkeit darüber, dass besondere Trainingseffekte weniger auf die gewählte Sportart zurückgehen, als vielmehr auf Trainingsprogramme, die die großen Muskelgruppen fordern. Hierdurch erzielt man optimalen Nutzen für das Herz-Kreislaufsystem, den Kraftaufbau und die Steigerung der Beweglichkeit. Das können Sie in der Halle ebenso erreichen wie im Freien. Sie können es mit kontinuierlicher Arbeit oder Spiel, mit Intervalltraining oder durch eingeschobene Pausen erzielen. Es geht allein oder in der Gruppe. Es gelingt mit einem Schläger in der Hand oder der Golftasche über der Schulter.

**Nicht die Sportart, sondern die Trainingsform ist ausschlaggebend für den Fitnesseffekt.**

Der Schlüssel zu allumfassender Fitness liegt im Vergleich der unterschiedlichen Aktivitäten, die Sie ausüben und in der Verwendung des Punktsystems für die Herzfrequenz-Methode (s. S. 98 – 121). Die folgende Tabelle vergleicht die Wertigkeit unterschiedlicher sportlicher Aktivitäten. Bedenken Sie, dass Sie dieselbe Aktivität in verschiedenen Zonen ausüben können. Dabei müssen Sie nur die Belastung erhöhen oder verringern.

### *Typische Aktivitäten und ihr Punktwert*

| Aktivität | Nummer der Zone | Trainingsdauer | Gesamte Punktzahl |
|---|---|---|---|
| Tennis | Z 3 | 15 Minuten | 45 Punkte |
| Schnee schaufeln | Z 4 | 10 Minuten | 40 Punkte |
| Gehen | Z 1 | 50 Minuten | 50 Punkte |
| Staub saugen | Z 2 | 25 Minuten | 50 Punkte |
| Rad fahren | Z 5 | 8 Minuten | 40 Punkte |
| Schwimmen | Z 1 | 45 Minuten | 45 Punkte |
| Basketball spielen | Z 3 | 15 Minuten | 45 Punkte |
| Sex | Z 1 | 15 Minuten | 15 Punkte |
| Aerobic | Z 3 | 15 Minuten | 45 Punkte |

Sie sehen, dass keine Aktivität grundsätzlich besser ist als eine andere. Natürlich kräftigt Radfahren die Beinmuskulatur stärker als Schwimmen. Aber ist Radfahren deshalb wertvoller als Schwimmen? Denn in Bezug auf die Atemmuskulatur ist der Nutzen gerade umgekehrt. Bringen 45 Punkte in der Herzgesundheitszone durch Tennis spielen mehr Vorteile als die gleiche Punktzahl beim Basketball spielen? Die Antwort lautet, dass jede Sportart bestimmte Muskelgruppen und Körperpartien besser kräftigt als andere Aktivitäten.

**Optimalen Nutzen erzielt man durch wechselnde Trainingsformen.**

Aus diesem Grund sollten Sie den Wechsel zwischen verschiedenen Trainingsformen in Ihr Fitnessprogramm einbauen. Wenn Sie sehr gerne spazieren gehen, aber anderen Sport rundweg ablehnen, dann werden Sie auch durch das Spazierengehen fit – das garantiere ich Ihnen. Aber Sie werden nur in der Disziplin »Spazierengehen« fit und nicht rundum fit. Diese Form der Fitness mag für Sie gut und ausreichend sein. Auf der anderen Seite könnten Sie mit dem gleichen Aufwand an Zeit, Energie und Kosten eine umfassende Fitness erzielen, indem Sie unterschiedliche Aktivitäten in Ihr Programm einbauen.

Jedes persönliche Herzfrequenz-Trainingsprogramm sollte auf Abwechslung und Kreativität aufbauen. Verdienen Sie sich Punkte nach Belieben, aber auf verschiedene Weise, um zu umfassender Fitness zu gelangen. Der beste Weg zur Fitness führt Sie über einen Pfad voller Überraschungen und Spaß.

## Sex

Da wir gerade von kreativem Herzfrequenz-Training sprechen, möchte ich mit einem Mythos aufräumen: dem Mythos vom Sex als Sportart. Wenn Sie an einem Herz-Kreislauf-Rehabilitationsprogramm teilnehmen, kann Sex ein wenig beängstigend sein. Jeder Anstieg der Herzfrequenz kann Befürchtungen über das damit verbundene Risiko auslösen. Was passiert während sexueller Aktivitäten mit Ihrer Herzfrequenz?

**Sex als Sportart – das ist ein Mythos.**

Tatsache ist, dass wir mehr über die Auswirkungen des Hochleistungstrainings auf Athleten oder Astronauten wissen, als über die Auswirkungen sexueller Betätigung auf normale Menschen. Noch weniger Informationen gibt es über die sexuelle Aktivität herzkranker Menschen. Es ist schwierig, die sexuelle Aktivität zu untersuchen, ohne auf die verschiedensten Hemmnisse – psychologische, physiologische und ethische – zu stoßen.

Gleichwohl finden sich in medizinischen Veröffentlichungen einige Antworten. Laut diesen Berichten steigt die durchschnittliche Herzfrequenz des Mannes in oben liegender Position während des Orgasmus für zehn bis 20 Sekunden auf 117 Schläge/Minute. Die durchschnittliche Herzfrequenz bei Frauen liegt während dieser kurzen Phase bei 100 Schlägen/Minute.

Diese Zahlen erscheinen erstaunlich niedrig, aber Sex ist tatsächlich nicht so anstrengend. Die großen Muskelgruppen, die beim Laufen oder Skilanglauf gefordert werden, werden nicht beansprucht. Die meiste Arbeit übernehmen die Bauchmuskeln und andere kleinere Muskelgruppen. Da die meisten Menschen in der liegenden und nicht in der stehenden Position sexuell aktiv sind, fallen die Herzfrequenzen noch weiter. Die Zeit hoher Aktivität und Erregung ist kurz, der Höhepunkt dauert lediglich zehn bis 20 Sekunden. Da gibt es nicht viele Trainingspunkte zu verdienen.

Natürlich unterscheiden sich Menschen sehr stark voneinander. Alter und Vertrautheit beeinflussen in hohem Maße die körperliche Belastung während des Sexualaktes. Wenn Sie jetzt enttäuscht sind, dass die Liebe keine gewichtige Aktivität im Sinne der Herzfrequenz-Methode darstellt, so werden Sie vielleicht andererseits dadurch beruhigt sein, dass die Studienergebnisse auch nur eine geringe Sterblichkeit während des Sexualaktes zu Hause ausweisen. (Die Todesraten liegen höher, wenn die Partner sich nicht gut kennen.) Ein japanischer Wissenschaftler berichtet, dass sich von 5559 plötzlichen Todesfällen lediglich 34, also weniger als ein Prozent, während sexueller Aktivität ereigneten. Wir können aus solchen Studien den Schluss ziehen, dass aus streng kardiovaskulärer Sicht sexuelle Aktivität für die überwiegende Mehrheit der Bevölkerung kein hohes Risiko darstellt.

**Sex stellt keine sportliche Höchstleistung dar.**

Sexuelle Betätigung stellt aber dennoch eine Aktivität in der Herzgesundheitszone, Z 1, dar. Nur selten wird sie in die Z 2, die gemäßigte Zone, hineinreichen, selbst wenn man das Gefühl hat, in der roten Zone zu liegen. Sie können ja jederzeit Ihr Herzfrequenzmessgerät anlegen und Ihre Werte überprüfen. Wenn Sie die Anforderungen, die das amerikanische Institut für Sportmedizin für die minimale Übungsintensität und –zeit angibt, erfüllen wollen, werden Sie enttäuscht sein. Sexuelle Aktivität reicht nicht aus.

## Setzen Sie sich neue Ziele!

Lassen Sie Ihren Gedanken einmal freien Lauf. Fragen Sie sich: Was würde ich gerne erreichen? Welches Ziel streben Sie an? Entwickeln Sie Ihre eigene Kreativität bezüglich Ihrer Fitness. Werden Sie Mitglied in einem Sportverein; nehmen Sie sich fest vor, dort viermal in der Woche zu trainieren. Schließen Sie sich einer Gruppe an, um eine neue Sportart zu erlernen. Setzen Sie sich einen Termin, an dem Sie an einem sportlichen Wettbewerb teilnehmen wollen und beginnen Sie das Training. Lernen Sie Tennis spielen, gewinnen Sie einen Freund als Trainingspartner. Das garantiert die Einhaltung Ihrer Trainingszeiten. Führen Sie unterschiedliche Trainingsformen sowohl in der Halle als auch im Freien durch. Wenn Sie Ihr persönliches Ziel erreicht haben, werden Sie ein Glücksgefühl verspüren, das jenseits Ihrer kühnsten Erwartungen liegt.

## Das Tagebuch Ihrer persönlichen Ziele

Formulieren Sie zehn Ziele, angefangen von leicht realisierbaren (z. B. einen Kilometer laufen oder zwei Kilogramm abnehmen oder die Aufnahme eines Krafttrainings) bis hin zu scheinbar unerreichbaren (z. B. ein Marathonlauf oder 25 Kilogramm abnehmen oder Gewichtheben von 100 Kilogramm). Setzen Sie sich ein zeitliches Ziel, korrigieren Sie es – wann immer erforderlich – und halten Sie fest, wenn Sie das Ziel erreicht haben.

**Auch große Ziele lassen sich schrittweise erreichen.**

| Ziel | Stichtag | Aktuelles Datum |
|------|----------|-----------------|
| 1. | | |
| 2. | | |
| 3. | | |
| 4. | | |
| 5. | | |
| 6. | | |
| 7. | | |
| 8. | | |
| 9. | | |
| 10. | | |

# Die Endstufe des Herzfrequenz-Trainings

Gehören Sie einer Laufgruppe an?

Trainieren Sie für einen Marathonlauf?

Betrachten Sie sich als ernsthaften Wettkämpfer beim Basketball, Tennis, Schwimmen, Rudern, Squash oder einem anderen Leistungssport?

Sind Sie ein begeisterter Läufer, Triathlet oder Bodybuilder?

Verbringen Sie acht oder mehr Wochenstunden in einem Fitness-Studio beim Training?

Haben Sie die Stufe optimaler Fitness erreicht?

Wollen Sie den Schritt vom fitnessorientierten Freizeitsportler zum wirklichen Profi machen?

**Hand aufs Herz: Wollen Sie Leistungssport betreiben?** Wenn Sie eine dieser Fragen mit »ja« beantwortet haben, sind Sie gerüstet für dieses Kapitel. Hier wird die Endstufe der Herzfrequenz-Methode beschrieben. Wenn Sie dagegen alle Ihre Gesundheitsziele durch regelmäßiges Training in der Herzgesundheitszone, der gemäßigten oder aeroben Zone erreichen, können Sie sofort in das letzte Kapitel springen. Denn Leistungssport ist nicht jedermanns Sache.

Leistungssportler sind Menschen wie die Fitnessfanatikerin und berufstätige Mutter Cathy Anderson-Meyers, die ihr Augenmerk auf die Teilnahme und den Sieg in einem Triathlon gerichtet hat. Cathy wurde gerade 40. Obwohl sie eine viel beschäftigte Frau und Mutter zweier kleiner Kinder ist und zu Hause ein Reisebüro betreibt, hat sie während der ganzen Jahre, die wir uns kennen, ein strenges Sportprogramm durchgehalten. Ich wunderte mich, warum sie noch nie an einem Triathlon teilgenommen hatte. Als ich es ihr vorschlug, war sie von dieser Idee begeistert. Da in drei Monaten ein wichtiger Wettkampf bevorstand, bat sie mich um Hilfe bei der Erstellung eines 12-Wochen-Plans, der sie körperlich in Topform bringen sollte. Ihr enger Terminplan erlaubte 30 Trainingsminuten täglich. Wir teilten diese Zeit in sechs Trainingseinheiten pro Woche auf, davon je zweimal Schwimmen, Rad fahren und Laufen.

Drei Monate später – sie hatte fast 15 Jahre lang an keinem Wettkampf mehr teilgenommen – stand Cathy an der Startlinie eines Triathlons. In einer Stunde und 35 Minuten kam sie ans Ziel. Sie lief mir auf der Strecke entgegen, als ich mich rennend-gehend zusammen mit der letzten Teilnehmerin dem Ziel näherte. Überschwänglich und vor Energie strotzend begrüßte sie mich und rief: »Sally, das ist toll! Ich will mehr!«

Ich habe dieses Kapitel für alle geschrieben, die mehr wollen. Ich habe es auch für Wettkämpfer wie Bob Crowley geschrieben. Er ist Langstreckenläufer und will herausfinden, wie stark er seinen Körper fordern kann. Bob bat mich um Hilfe bei der Vorbereitung eines 160-km-Laufs, der jeden Juni stattfindet. Er vertraute mir, da ich dieses Rennen einige Jahre zuvor gewonnen hatte. Da er schon an Dutzenden von Marathonläufen teilgenommen hatte, wusste er, was auf ihn zukam. Er wusste aber nichts von der Herzfrequenz-Methode. Ich lehrte ihn das Intervalltraining, das Training in der anaeroben Schwellenzone und die Trainingskontrolle. Wie Cathy war er von dieser Methode begeistert, denn er erkannte, wie sehr das Herzfrequenz-Training seinen Trainingsstand und seine Kondition verbessern konnte. Nach einem Trainingslauf über 80 Kilometer stellte er fest, dass er eineinhalb Stunden schneller gelaufen war und dazu leichter als im Vorjahr. Im Ziel war er nicht ausgepumpt. Er hatte dem System der maximal durchhaltbaren Herzfrequenz vertraut und ein Messgerät benutzt. Es hatte funktioniert.

**Leistungssportler brauchen spezielle Trainingsformen.**

Das Hochleistungstraining baut auf vier Säulen auf:
- maximale Herzfrequenz
- Trainingsbaum
- Trainingsdauer je Zone
- Punktsystem der Herzfrequenz-Methode.

## Der Bezugspunkt in der Frequenzzone

Ihre maximale Herzfrequenz stellt den Bezugspunkt dar, an dem sich alle fünf Herzfrequenzzonen orientieren. Ihre maximale Herzfrequenz ist ein spezifischer Wert – lesen Sie noch einmal S. 18–22. Ihr Fortgeschrittenenprogramm richtet sich an dieser Zahl aus. Behalten Sie außerdem Folgendes in Erinnerung: Die maximale Herzfrequenz ist abhängig von der ausgeführten Sportart. Wenn Sie also verschiedene Sportarten betreiben, müssen Sie unterschiedliche Zonenwerte für jede Aktivität ermitteln.

## Das Klettern auf dem Trainingsbaum

**Das Training vor einem Wettkampf baut sich stufenweise über Wochen hinweg auf.**

Auf S. 100 haben Sie die sechs Äste des Trainingsbaums kennen gelernt. Der Spitzensportler trainiert hart in den oberen Ästen des Baums und setzt dabei seinem Ziel entsprechend die Trainingsdauer je Zone fest. Trainieren Sie auf ein Rennen oder ein anderes sportliches Ereignis hin, bestimmen Sie nun die verfügbare Zeit. Da erfolgreiche Wettkämpfer stufenweise trainieren, wollen Sie sicher mehrere Wochen für Ihr Training einplanen. In der Regel sind vier bis acht Wochen angebracht.

## Entwerfen Sie Ihren Plan zur Trainingsdauer je Zone!

Schauen wir uns einmal an, wie Cathy ihre Trainingsdauer als Vorbereitung auf ihren zweiten Triathlon einteilte. Obwohl sie bereits in guter körperlicher Verfassung war, plante Sie einen Zeitraum von zwölf Wochen für ihr Training ein. Für jede der zwölf Wochen setzte sie sieben Trainingsstunden an, also eine Stunde pro Tag. Cathy begann auf dem Intervall-Ast.
Da die maximale Herzfrequenz sportartspezifisch ist, musste sie sie für jede der drei Triathlondisziplinen – Schwimmen, Radfahren und Laufen – getrennt austesten. Dann legte sie ihre Zonen als Prozentzahlen dieser ermittelten Herzfrequenzen fest. Das ergab folgendes Resultat:

## Maximale Herzfrequenz und Zonen je Sportart

| Zone, in Prozenten | Nummer der Zone | Max. Herzfrequenz: Schwimmen 180 Schläge/Min. | Max. Herzfrequenz: Rad fahren 190 Schläge/Minute | Max. Herzfrequenz: Laufen 200 Schläge/Min. |
|---|---|---|---|---|
| 90–100 % | Z 5 | 162–180 | 171–190 | 180–200 |
| 80–90 % | Z 4 | 144–162 | 152–171 | 160–180 |
| 70–80 % | Z 3 | 126–144 | 133–152 | 140–160 |
| 60–70 % | Z 2 | 108–126 | 114–133 | 120–140 |
| 50–60 % | Z 1 | 90–108 | 95–114 | 100–120 |

Dann erstellte Cathy einen Trainingsplan, der zu dem zeitlichen Rahmen von täglich einer Stunde passte und ermittelte den Ast des Trainingsbaums, auf dem sie im Augenblick trainierte.

## Cathys Trainingsplan für den Triathlon

**Ast:** Intervall-Ast
**Ziel:** Den in zwölf Wochen stattfindenden Triathlon in weniger als drei Stunden bewältigen
**Durchschnittliches Training pro Tag:** 60 Minuten
**Zeitspanne des Trainings:** 45-90 Minuten täglich

| Tag | Zeit | Zone | Nummer der Zone | Herzfrequenz-zone | Trainingsart |
|---|---|---|---|---|---|
| **Montag** | 60 Minuten | Aerobe Zone | Z 3 | 140–160 | Gleichmäßiges Laufen bei 150 Schlägen/Minute, 30 Minuten Stretching |
| **Dienstag** | 15 Minuten 15 Minuten | Rote Zone, gemäßigte Zone | Z5 Z 2 | 180–200 120–140 | Rad fahren: 3 x 5 Minuten bei 175, Ruheintervalle 3 x 5 Minuten bei 120 |
| **Mittwoch** | 60 Minuten | Gemäßigte Zone | Z 2 | 120–140 | Erholungslauf, langsam und leicht |
| **Donnerstag** | 60 Minuten | Anaerobe Schwellenzone | Z 4 | 145–160 | Schwimmintervalle |
| **Freitag** | 60 Minuten | Aerobe Zone | Z 3 | 140–150 | 20 Minuten Laufen 40 Minuten Rad fahren |
| **Samstag** | 45 Minuten | Anaerobe Schwellenzone | Z 4 | 145–150 | Gleichmäßiges Schwimmen bei höchstmöglicher konstanter Herzfrequenz |
| **Sonntag** | 90 Minuten | Aerobe Zone | Z 3 | 140–150 | Rad fahren |

## Cathys Punktebuch für das Herzfrequenz-Training

| Tag | Tag/Monat | Aktivität | Trainingsdauer je Zone Z 1 | Z 2 | Z 3 | Z 4 | Z 5 | Gesamt-punkte | Tägliche Notizen | Kommentar |
|---|---|---|---|---|---|---|---|---|---|---|
| **Montag** | 10. 5. | Laufen | | | 60 | | | 180 | Ruhepuls 62 Gewicht 77,4 kg Sonstiges | |
| **Dienstag** | 11. 5. | Rad fahren | | 15 | | | 15 | 105 | Ruhepuls Gewicht 77 kg Sonstiges | |
| **Mittwoch** | 12. 5. | Laufen | | 60 | | | | 120 | Ruhepuls 61 Gewicht 77 kg Sonstiges | |
| **Donnerstag** | 13. 5. | Schwimmen | | | | 60 | | 240 | Ruhepuls 62 Gewicht 76,5 kg Sonstiges | |
| **Freitag** | 14. 5. | Laufen Rad fahren | | | 60 | | | 180 | Ruhepuls 61 Gewicht 76,5 Sonstiges | |
| **Samstag** | 15. 5. | Schwimmen | | | 60 | | | 180 | Ruhepuls 62 Gewicht 76,5 kg Sonstiges | |
| **Sonntag** | 16. 5. | Rad fahren | | | 90 | | | 270 | Ruhepuls 62 Gewicht 77 kg Sonstiges | |
| | | | **Z 1** | 75 | 270 | 60 | 15 | 1275 | **Wochenpunkte des Herzfrequenz-Trainings** | |
| | | | **Z 1** | **Z 2** 19 % | **Z 3** 64 % | **Z 4** 14 % | **Z 5** 3 % | 100 % | **% Trainingsdauer je Zone** | |

| Zone | Punkte der Zone | % der max. Herzfrequenz |
|---|---|---|
| Rote Zone | 5 | 90–100 % |
| Anaerobe Schwellenzone | 4 | 80–90 % |
| Aerobe Zone | 3 | 70–80 % |
| Gemäßigte Zone | 2 | 60–70 % |
| Herzgesundheitszone | 1 | 50–60 % |

Die Gesamtzahl der Wochenpunkte erhalten Sie durch Multiplikation der Trainingsdauer je Zone mit der Nummer der entsprechenden Zone.

In diesem Plan kann Cathy jederzeit ablesen, welches Training an welchem Tag stattfindet: die Sportart, die Trainingsdauer und die Trainingszone. Cathy ist ein sehr ordentlicher Mensch und schätzt daher die exakte Einteilung ihrer Übungszeit. Dadurch kann sie aus jeder Trainingsminute einen optimalen Trainingseffekt erzielen. Diese Organisationsform benötigt zwar eine gewisse Vorbereitung, zahlt sich aber für den Hochleistungssportler aus.

Cathy teilte in ihrem Wochenplan die zur Verfügung stehende Zeit auf die geeigneten Äste des Trainingsbaums auf. Ihr Punktebuch zeigt, dass sie 83 Prozent der Trainingsdauer in Z 2 und Z 3 und 17 Prozent in den Zonen Z 4 und Z 5 trainiert. Auch Sie müssen, in Abhängigkeit von Ihrem derzeitigen Ast, die Belastungen entsprechend Ihrer spezifischen Sportart und den Erfordernissen Ihrer Ziele anpassen. Erinnern Sie sich noch an den Trainingsbaum auf S. 101? Cathy befindet sich auf dem Intervall-Ast, das bedeutet, sie verbringt 20 Prozent der Trainingsdauer in Z 2, 60 Prozent in Z 3, zehn Prozent in Z 4 und weitere zehn Prozent in Z 5 (rote Zone). Cathy stehen wöchentlich 420 Minuten für ihr Training zur Verfügung. Sie verteilt diese Zeit gemäß der folgenden Tabelle. Dabei legt sie die genannten Prozentzahlen für die jeweiligen Zonen zugrunde:

**Leistungssportler turnen von Ast zu Ast im Trainingsbaum.**

## *Prozentzahlen der Trainingsdauer je Zone*
### Ast: Intervall-Ast

| Nummer der Zone | % der Trainingsdauer je Zone | Trainingsminuten je Zone |
|---|---|---|
| Z 5 | 10 % | 42 Minuten |
| Z 4 | 10 % | 84 Minuten |
| Z 3 | 60 % | 252 Minuten |
| Z 2 | 20 % | 42 Minuten |
| Z 1 | | |

Bei dieser Planungsmethode wird die Minutenzahl, die Sie in jeder Woche auf den verschiedenen Ästen des Trainingsbaums verbringen werden, aufgeteilt. Sie lässt sich den Trainingsfortschritten anpassen, sodass bei gleicher Trainingsdauer größere Trainingseffekte möglich werden. Sie klettern den Trainingsbaum hoch und trainieren länger in höheren Zonen.

Viele Hochleistungssportler planen in dem Maße, in dem sie den Baum hoch steigen, zusätzliche Übungszeiten in ihren Trainingsplan ein. Sie erzielen dadurch mehr Punkte. Andere erreichen eine höhere Punktzahl, indem sie statt der gesamten Trainingszeit die Trainingsdauer in höheren Zonen verlängern. Wie Sie es machen wollen, hängt allein von Ihrem Terminkalender ab.

**Passen Sie Ihren Trainingsplan immer wieder neu Ihrem Fitnessstand und Ihren Lebensumständen an.**

Wenn Sie eine oder mehrere Trainingseinheiten auslassen müssen, begehen Sie nicht den Fehler, alle auf einmal nachholen zu wollen. Zu viel Training kann Ihrer Leistung genauso schaden wie zu wenig Training. Wir alle versäumen von Zeit zu Zeit ein Training. Das ist nicht weiter schlimm. Sie müssen die Punkte nicht reinholen. Sie müssen einfach Ihren Trainingsplan entsprechend abändern. Wenn er sich nicht mit Ihrer Lebensweise vereinbaren lässt, entwerfen Sie ihn am besten neu. Jeder, der beruflich und privat stark engagiert ist, hat ein Zeitproblem. Es gibt aber immer einen Weg, das Herzfrequenz-Training in Ihr Leben einzubauen. Voraussetzung ist die sorgfältige Erarbeitung Ihres Übungsplanes.

Es gibt eine Menge Tricks, um die verfügbare Trainingszeit zu erhöhen. Sie können früher aufstehen, während der Mittagspause trainieren oder Ihre Freunde und den Partner zum Mitmachen animieren und so Ihr gesellschaftliches Leben mit dem Training verbinden. Lassen Sie den Trainingsbaum und das Zonentraining zum integralen Bestandteil Ihres Lebens werden. Gestalten Sie Ihren Trainingsplan so, dass er in Ihr Leben passt und nicht außerhalb steht.

Mit Hilfe des Punktsystems können Sie Ihre Leistung messen und belohnen. Alle Wettkämpfer brauchen Belohnungen; dabei entwickelt jeder sein eigenes Belohnungssystem. Schließlich trainiert jeder unterschiedlich viel und intensiv. Wenn Sie bereits viele Jahre trainieren, wird Ihre Belastbarkeit in Bezug auf Trainingsintensität und Trainingsdauer je Zone sicher höher sein als bei einem Anfänger.

# Überfordern Sie sich nicht!

Denken Sie daran, dass das Überschreiten einer bestimmten Punktzahl zu einem Konditionsverlust führen kann. Die aerobe Fitness wird dabei abgebaut. Wenn Sie zu lange in den beiden obersten Zonen (anaerobe und rote Zone) trainieren, können Sie Ihren Körper und seine Regenerationskräfte überfordern.

Jenseits einer bestimmten Arbeitsbelastung kann sich der Körper nicht ausreichend regenerieren. Die Folge sind häufige Erkältungen, Atemwegsprobleme und Störungen des Immunsystems, chronische Müdigkeit und Abgespanntheit. Die Verletzungsgefahr steigt rapide. Es kommt täglich vor, dass übertrainierte Leistungssportler zusammenbrechen. Machen Sie niemals diesen Fehler.

Man kann wissenschaftlich nicht festlegen, wie viele Trainingspunkte ein Mensch erwerben kann, ohne sich zu überlasten. Dr. Carl Foster, Physiologe am Milwaukee-Heart-Institut, meint: »Eisschnellläufer sind vor olympischen Spielen in Topform und dann in der Lage, wöchentlich 6000 Trainingspunkte zu sammeln. Gut trainierte Sportler wie ich bringen es auf 2000 Punkte und Anfänger beginnen mit 100 Punkten.« Sie müssen selbst entscheiden, welche Belastung Sie Ihrem Körper zumuten können, ohne Ihre Gesundheit zu gefährden.

# Das Trainingsprinzip

Für Wettkämpfer ist Intervall- und Mehrzonentraining in höheren Zonen unverzichtbar. Der Wechsel zwischen Belastungs- und Ruheintervallen trainiert die Schnelligkeit; dabei wird der anaerobe Grenzwert weiter der maximalen Herzfrequenz angenähert. Die Zeitdauer zweier Intervalle wird üblicherweise zueinander in Beziehung gesetzt. Wenn Sie z. B. bei konstanter Herzfrequenz fünf Minuten in Z 5 Rad fahren und danach bewusst fünf Minuten in Z 2 pausieren, beträgt das Verhältnis Belastung zu Ruhe 1:1 (fünf Minuten Belastung und fünf Minuten Ruhe).

Diese Zahlen unterscheiden sich stark von den erzielten Trainingspunkten. Wenn Sie fünf Minuten in Z 5 verbringen, erhal-

**Bei einem optimalen Training wechseln sich Intervalle mit hoher und niedriger Belastung ab.**

**Training und
Entspannung –
das Verhältnis
muss immer neu
definiert werden.**

ten Sie 25 Punkte, für fünf Minuten in Z 2 gibt es lediglich zehn Punkte. Denken Sie daran, dass sowohl die Z 5- als auch die Z 2-Punkte wichtig sind. Sie müssen das anaerobe System durch Training in den höheren Zonen fordern, ihm aber auch ausreichend Erholungszeit durch Ruhephasen in tieferen Zonen zugestehen. Dies ist die grundlegende Idee.

Für das Verhältnis dieser Intervalle zueinander gibt es keinen festen, »richtigen« Wert, der immer gilt. Zunächst werden Sie bemerken, dass Sie bei intensivem Training eine verlängerte aktive Erholungsphase benötigen. Somit wird der Quotient bei 1:3 liegen, d. h. auf eine Zeiteinheit in Z 5 oder Z 4 kommen drei Einheiten in Z 1 oder Z 2. Bei zunehmend besserem Trainingszustand wird das Verhältnis bei 1:2 oder gar 1:1 liegen. Bei absoluten Spitzensportlern überwiegt die intensive Trainingsdauer die benötigte Ruhephase, das Verhältnis kehrt sich um auf 2:1 oder 4:1. Sobald sich der Körper an die intensive Belastung gewöhnt hat, kann er sich schneller erholen.

Zu meinem üblichen Herzfrequenz-Intervalltraining gehören wiederholte Laufstrecken von 1,6 Kilometer. Jede bringt mich dabei auf höhere Äste des Trainingsbaums. Bei der ersten Laufstrecke starte ich an der Untergrenze meiner Z 2-Zone und gelange in die Mitte meiner Z 4-Zone. Dazu benötige ich etwa sechs Minuten und zehn Sekunden. Danach erhole ich mich durch Joggen über eine Distanz von 400 Meter. Bei der nächsten Laufstrecke lasse ich meine Herzfrequenz fünf Schläge weiter ansteigen, indem ich sie in ca. sechs Minuten laufe. Es folgt wieder eine Erholungsphase im Joggingtempo. Die nächsten 1,6 Kilometer lege ich in etwa fünf Minuten zurück; dabei erhöht sich die Herzfrequenz um weitere fünf Schläge. Nach erneuter Erholungsphase folgt das letzte »tödliche« Intervall. Meine Herzfrequenz erhöht sich um weitere fünf Schläge, bis 400 Meter vor Ende. Hier erreiche ich die rote Zone und leiste 95 Prozent meiner maximalen Herzfrequenz. Es gelingt mir nur mit Mühe, diese Intensität die letzten 400 Meter durchzuhalten. Zum Abschluss jogge ich, dann gehe ich zehn Minuten, um mich abzukühlen. Nun ist die Trainingssequenz beendet. Welchen Vorteil bieten diese Stufen-Intervalle? Ich werde schneller. Auch Sie werden es, wenn Sie diese Grundregeln befolgen.

# Die fünf Grundsätze des Trainings

In diesem Buch habe ich immer wieder betont, wie wichtig es ist, die Herzfrequenz zu kontrollieren und die erreichten Fortschritte auf dem Weg zum gesteckten Ziel festzuhalten. Das gilt ganz besonders für Hochleistungssportler. Wenn Sie Ihre persönliche Bestform anstreben, sollten Sie bei der Umsetzung der folgenden fünf Grundsätze auf alle Hilfsmittel der Herzfrequenz-Methode zurückgreifen.

**Messungen der Herzfrequenz sind für Leistungssportler unerlässlich.**

## 1. Grundsatz:
## Trainieren Sie im Bereich Ihres anaeroben Grenzwerts

In Ihrer anaeroben Schwellenzone Z 4 erreicht Ihre Herzfrequenz zwischen 80 und 90 Prozent Ihrer maximalen Herzfrequenz. Bei den meisten Menschen liegt der anaerobe Schwellenpunkt innerhalb dieser Spanne. An diesem Schwellenpunkt wechselt der Körper vom aeroben zum anaeroben Stoffwechsel. An der Untergrenze dieser Zone verfügt der Körper normalerweise über ausreichende Sauerstoffreserven, um die Anforderungen eines hochintensiven Trainings abzudecken. Wenn Sie nunmehr die Belastung über diesen Punkt hinaus steigern, gelangen Sie in einen Bereich, in dem der Körper nicht genug Sauerstoff zur Verfügung stellt, um den Bedarf der Muskulatur abzudecken.
Ihr anaerober Schwellenpunkt verändert sich mit dem Trainingszustand. Wenn Sie leistungsstärker werden, geht er nach oben, bei Leistungsabfall nach unten. Leistungssportler bemühen sich, diesen Punkt so weit wie möglich der maximalen Herzfrequenz anzunähern. Dieser Punkt bestimmt die tatsächliche kardiovaskuläre Fitness. Wenn ich mich z. B. nicht auf einen Wettkampf vorbereite, fällt der anaerobe Schwellenpunkt auf ca. 160 Schläge/Minute. Wenn ich mein Herzfrequenz-Training zur Vorbereitung eines Wettkampfes durchführe, steigt er auf 185 Schläge/Minute.
Der Schlüssel zur Geschwindigkeitssteigerung liegt im Training im Bereich Ihres anaeroben Schwellenpunkts; er muss so dicht als möglich an die maximale Herzfrequenz gelangen. Um diesen Punkt zu erhöhen, müssen Sie nahe an diesem Punkt trainieren.

Wenn Sie Ihren anaeroben Schwellenpunkt exakt bestimmen wollen, müssen Sie ein spezialisiertes Sportlabor, Krankenhaus oder sonstige Einrichtung aufsuchen, wo Sauerstoff- und Milchsäurespiegel bestimmt werden können.

**Bestimmen Sie zur Optimierung des Trainings Ihren anaeroben Schwellenpunkt.** Eine gute Einschätzung ist mit einem zweimaligen Test von jeweils 20 Minuten möglich. Wählen Sie eine Sportart aus und trainieren Sie darin 20 Minuten lang so intensiv wie möglich. Bestimmen Sie Ihre durchschnittliche Herzfrequenz in diesem Zeitraum. Ruhen Sie fünf Minuten aus. Wiederholen Sie dann die 20-minütige Übung und bestimmen wiederum die durchschnittliche Herzfrequenz. Der Durchschnitt beider Perioden repräsentiert relativ gut Ihren anaeroben Schwellenpunkt. Diese extrem belastende Testform wird Sie erschöpfen. Führen Sie den Test erst durch, wenn Sie in exzellenter Verfassung sind und sich diese harte Belastung über 40 Minuten zumuten können.

## 2. Grundsatz:
## Trainieren Sie bei maximal möglicher Dauerfrequenz und bei konstanter Herzfrequenz

Sie können Ihren Trainingserfolg auf unterschiedliche Art und Weise messen. Ich bevorzuge die Messung bei maximal möglichen Dauerfrequenzen und bei konstanten Herzfrequenzen. Ihre maximal mögliche Dauerfrequenz ist der höchste Wert, den Sie über eine vorgegebene Distanz durchhalten können. Je höher sie ist, umso schneller können Sie die geforderte Leistung beenden. In dem Maße, in dem sich Ihr anaerober Schwellenpunkt im Verlauf des Trainings erhöht, wird sich auch die maximal mögliche Dauerfrequenz erhöhen. Natürlich wird diese Frequenz mit zunehmender Länge eines Laufs oder Dauer eines sportlichen Ereignisses abfallen. Während eines Marathons kann ich z. B. als Dauerleistung nur 172 Schläge/Minute erbringen, bei einem 10-km-Lauf dagegen 183 Schläge/Minute.

Wettkämpfer benutzen häufig konstante Herzfrequenzen, um sich selbst zu kontrollieren oder ihre Zeiten zu bestimmen. Suchen Sie sich eine Referenzstrecke, z. B. eine 5-km-Fahrradstrecke, und setzen Sie Ihre Zielfrequenz auf einen Wert von 155 Schlägen/Minute fest. Wärmen Sie sich auf und beginnen die

Strecke bei einer Herzfrequenz von 155 Schlägen/Minute. Bemühen Sie sich, während des gesamten Verlaufs nur gering von diesem Wert abzuweichen. Stoppen Sie dann die benötigte Zeit. Bei Leistungszuwachs reduziert sie sich.

Die konstante Herzfrequenz eignet sich auch hervorragend für das Stufentraining. Eine von mir bevorzugte Trainingsform beim Schwimmen beinhaltet 300-m-Strecken, die ich mit unterschiedlichen, sich steigernden, aber auf einer Stufe konstanten Herzfrequenzen wiederhole. Die ersten 300 Meter schwimme ich bei gleichmäßiger Frequenz von 125 Schlägen/Minute, bei jeder neuen Strecke steigere ich mich um fünf Schläge bis hinauf zu 150 Schlägen/Minute.

**Kurze Selbsttests schaffen Klarheit.**

## 3. Grundsatz:
## Achten Sie auf Verschiebungen der Herzfrequenzwerte

Wenn Sie über längere Zeit laufen oder trainieren, wird sich Ihre Herzfrequenz schrittweise nach oben verschieben, obwohl Sie das Tempo nicht verändert haben. Diese Abweichung ist zumeist Folge eines zunehmenden Flüssigkeitsverlusts. Wenn trotz ausreichender Flüssigkeitszufuhr eine Abweichung auftritt, sollten Sie prüfen, ob Menge, Art und Zeitpunkt der Flüssigkeitsaufnahme richtig waren.

Unabhängig von einer ausreichenden Flüssigkeitsaufnahme erfährt jedoch jeder Ausdauersportler eine Verschiebung der Herzfrequenz. Nehmen Sie ausreichend Flüssigkeit zu sich, um die Veränderung möglichst gering zu halten. Dann können Sie Ihre Leistung auf einem guten Niveau halten.

## 4. Grundsatz:
## Befolgen Sie die 10- und 50-Prozent-Regeln

Wir Athleten lieben das Training in der roten Zone (Z 5), und zwar so intensiv und schnell wie nur irgend möglich. Belastungen in Z 1 oder Z 2 begeistern uns nur wenig und oft fällt es uns schwer, unterhalb der Obergrenzen dieser Zonen zu bleiben.

Die 10-Prozent-Regel besagt, dass während keiner der wöchentlichen Trainingseinheiten die Trainingsdauer in der anaeroben oder roten Zone zehn Prozent der gesamten Wochentrainingszeit überschreiten darf. Mit anderen Worten: Wenn Sie z. B. 420 Minuten in der Woche trainieren, dürfen Sie nicht länger als 42 Minuten einer Trainingseinheit im Bereich Z 4 oder Z 5 verbringen. Die 50-Prozent-Regel besagt, dass Sie nicht mehr als 50 Prozent der gesamten wöchentlichen Übungszeit in der anaeroben oder roten Zone verbringen sollten.

## 5. Grundsatz:
## Befolgen Sie die 24- und 48-Stunden-Regeln

**Ein Wechsel der Sportart ist wichtig.**

Die beiden folgenden Regeln sollten alle Athleten befolgen. Die 24-Stunden-Regel besagt, dass man nur eine Z 5-Trainingseinheit innerhalb von 24 Stunden ausführen sollte und am Folgetag die Sportart zu wechseln ist.

Die 48-Stunden-Regel besagt, dass zwischen jeder erneuten Z 5- oder Z 4-Aktivität in der gleichen Sportart 48 Stunden vergehen sollten. Während dieser 48-stündigen Pause können die sportartspezifischen Muskeln ausreichende Erholung finden.

# Die Einheit zwischen Körper und Verstand

Zum ersten Mal in der Geschichte von Sport und Fitness gibt uns ein Trainingssystem ein Werkzeug an die Hand, das Körper und Verstand verbindet. Die Kontrolle der Herzfrequenz ermöglicht
– hilfreiches Biofeedback
– optimales Fitnesstraining
– Stressmeldung
– verlässliche Fettverbrennung
– Erfolg bei Wettkämpfen.

Ich orientiere mich beim Laufen immer an meiner Herzfrequenz, nicht an der Geschwindigkeit. So erfahre ich, wie der Körper an einem bestimmten Tag auf die an diesem Tag herrschenden Bedingungen reagiert.

## Ihr persönliches Punktebuch des Herzfrequenz-Trainings

| Tag/Monat | Aktivität | Trainingsdauer je Zone Z 1 | Z 2 | Z 3 | Z 4 | Z 5 | Gesamt-punkte | Tägliche Notizen | Kommentar |
|---|---|---|---|---|---|---|---|---|---|
| Montag | | | | | | | | Ruhepuls / Gewicht / Sonstiges | |
| Dienstag | | | | | | | | Ruhepuls / Gewicht / Sonstiges | |
| Mittwoch | | | | | | | | Ruhepuls / Gewicht / Sonstiges | |
| Donnerstag | | | | | | | | Ruhepuls / Gewicht / Sonstiges | |
| Freitag | | | | | | | | Ruhepuls / Gewicht / Sonstiges | |
| Samstag | | | | | | | | Ruhepuls / Gewicht / Sonstiges | |
| Sonntag | | | | | | | | Ruhepuls / Gewicht: / Sonstiges | |
| | | Z 1 | Z 2 | Z 3 | Z 4 | Z 5 | | Wochenpunkte | |
| | | | | | | | | % Trainingsdauer je Zone | |

| Zone | Punkte der Zone | % der max. Herzfrequenz |
|---|---|---|
| Rote Zone | 5 | 90–100 % |
| Anaerobe Schwellenzone | 4 | 80–90 % |
| Aerobe Zone | 3 | 70–80 % |
| Gemäßigte Zone | 2 | 60–70 % |
| Herzgesundheitszone | 1 | 50–60 % |

Die Gesamtzahl der Wochenpunkte erhalten Sie durch Multiplikation der Trainingsdauer je Zone mit der Nummer der entsprechenden Zone.

# Jeder kann
# Herz und Körper trainieren

---

**Ob Jung oder Alt, sportlich oder untrainiert: Die Herzfrequenz-Methode bietet einen maßgeschneiderten Trainingsplan.**

In diesem Buch sind Ihnen die verschiedensten Menschentypen begegnet, die Untrainierten, die Extremsportler, Dicke und Dünne, Junge und Alte, Männer und Frauen. Manche hatten viel Freizeit, andere einen randvollen Terminkalender. Jeder schneiderte sich nach der Herzfrequenz-Methode ein Trainingsprogramm nach Maß, das zu seinem ureigenen Herz, Körper und Lebensstil passte.

## Die zehn Schritte der Herzfrequenz-Methode

1. Bestimmen Sie Ihre maximale Herzfrequenz.
2. Ermitteln Sie Ihre fünf Herzfrequenz-Trainingszonen (Z 1 bis Z 5).
3. Setzen Sie sich Fitness- und Leistungsziele.
4. Erfassen Sie Ihren gegenwärtigen Trainingsbaum-Ast.
5. Legen Sie Ihre wöchentliche Trainingsdauer fest.
6. Bestimmen Sie Ihre Trainingsdauer je Zone.
7. Berechnen Sie Ihre Wochenpunkte aus dem Herzfrequenz-Training.
8. Führen Sie Ihr Training gewissenhaft durch.
9. Führen Sie Ihr Trainingstagebuch.
10. Führen Sie monatliche Kontrolltests durch.

Während der Entwicklung Ihres Herzfrequenz-Trainings sollten Sie periodisch die Verbesserungen durch selbst durchgeführte Kontrolltests erfassen.

Führen Sie diese Kontrolle mit dem Mittelwert Ihrer Z 2- oder Z 3-Zone durch. Nach dem Aufwärmen erreichen Sie diesen Wert und halten ihn während des gesamten Tests möglich exakt ein. Mit zunehmender Fitness führen Sie den Test in kürzerer Zeit durch. Wenn Ihre Leistungsfähigkeit sinkt, benötigen Sie bei konstanter Herzfrequenz mehr Zeit für den Test. Ein weiterer aussagekräftiger Test ist die Bestimmung des Ruhepulses in regelmäßigen Zeitabständen. Er sollte nie mehr als fünf Schläge vom Normalwert abweichen. Wenn er oberhalb dieser Spanne liegt, sollten Sie eventuell Ihr Training an diesem Tag verändern: Ihr Körper meldet, dass Sie körperlich gestresst sind. Er reagiert auf diesen Stress durch Erhöhung der Herzfrequenz bei Ruhe.

## Die Trainingstabelle der Herzfrequenz-Methode

Die Tabelle auf S. 156/157 hilft Ihnen dabei, die zehn Schritte des Herzfrequenz-Trainings zusammenzuführen. Sie führt die Herzfrequenzzonen in Beziehung zur maximalen Herzfrequenz auf. Kopieren Sie diese Tabelle für Ihren Gebrauch. Sie bietet eine klare, knappe Darstellung und fasst die meiste Information dieses Buches auf einer Seite zusammen. Suchen Sie Ihre maximale Herzfrequenz in der obersten Reihe und ermitteln Sie danach in den unteren Spalten die Herzfrequenzspanne jeder Zone.

## Fit bleiben, ohne den Spaß zu verlieren

Ihr Ziel soll die optimale, umfassende Fitness sein. Bleiben Sie aber flexibel in dem Maße, wie sich Körper, Leistungsfähigkeit und verfügbare Trainingszeit verändern. Das Ziel ist für jeden dasselbe, ob Olympiateilnehmer oder 70-jähriger Freizeitsportler: das Erreichen optimaler Fitness unter Berücksichtigung der sich immer wieder verändernden Lebensumstände.

## *Die Trainingstabelle der Herzfrequenz-Methode*

| Nr der Zone | Name der Zone | Schläge/Minute | | | | | |
|---|---|---|---|---|---|---|---|
| | | 150 | 155 | 160 | 165 | 170 | 175 |
| Z 5 | Rote Zone 90–100 % | 135–150 | 140–155 | 144–160 | 149–165 | 153–170 | 158–175 |
| Z 4 | Anaerobe Schwellenzone 80–90 % | 120–135 | 124–140 | 128–144 | 132–149 | 136–153 | 140–158 |
| Z 3 | Aerobe Zone 70–80 % | 105–120 | 109–124 | 112–128 | 116–132 | 119–136 | 123–140 |
| Z 2 | Gemäßigte Zone 60–70 % | 90–105 | 93–109 | 96–112 | 99–116 | 102–119 | 105–123 |
| Z 1 | Herzgesundheits- zone 50–60 % | 75–90 | 78–93 | 80–96 | 83–99 | 85–102 | 88–105 |

Ungeachtet Ihres Alters, Geschlechts und aktuellen Leistungs-fähigkeit brauchen Sie ein starkes Herz, um in Bestform zu kommen. Und Sie müssen sich zur Realisierung dieses Ziels ein »Herz fassen«, d. h. Sie brauchen Überwindung, Zuversicht und Begeisterung.

Sportwissenschaftler sind sich einig, dass sportliche Spitzenleistung zu 50 Prozent aus schweißtreibender Arbeit und zu weiteren 50 Prozent aus Begeisterung und Willenskraft entsteht. Wie können Sie beides entwickeln?

**Ein wesentlicher Trainingsfaktor: die mentale Stärke.**

Versetzen Sie sich einmal in Ihr arbeitendes Herz. Tauchen Sie ein in das Gefühl des pumpenden Herzens und die hierdurch dem Körper verliehene Energie. Bei welcher Herzfrequenz werden Körper und Geist von einem Gefühl der Leichtigkeit durchflutet? Wie hört sich Ihr Atemgeräusch an? Welche Muskelgruppen arbeiten am intensivsten und wie beeinflusst die Belastung Ihre Technik? Wie fühlen Sie sich dabei mental? Spitzensportler achten in besonderer Weise auf diese mentale Stärke. Sie suchen ständig nach neuen Erkenntnissen über sich selbst. Tun Sie es ihnen gleich. Entwickeln Sie einen sechsten Sinn, indem Sie Herzleistung und Willensstärke in Übereinstimmung bringen.

| 180 | 185 | 190 | 195 | 200 | 205 | 210 | 215 | 220 |
|---|---|---|---|---|---|---|---|---|
| 162–180 | 167–185 | 171–190 | 176–195 | 180–200 | 185–205 | 189–210 | 194–215 | 198–220 |
| 144–162 | 148–167 | 152–171 | 156–176 | 160–180 | 164–185 | 168–189 | 172–194 | 176–198 |
| 126–144 | 130–148 | 133–152 | 137–156 | 140–160 | 144–164 | 147–168 | 151–172 | 154–176 |
| 108–126 | 111–130 | 114–133 | 117–137 | 120–140 | 123–144 | 126–147 | 129–151 | 132–154 |
| 90–108 | 93–111 | 95–114 | 98–117 | 100–120 | 103–123 | 105–126 | 108–129 | 110–132 |

Wenn sich mit der Zeit die unvermeidbaren und teilweise unangenehmen Auswirkungen des Alterns bemerkbar machen, ist das Training besonders wichtig. Die Herzfrequenz-Methode lässt sich nicht nur den persönlichen Bedürfnissen entsprechend auf jede Sportart bzw. Fitnessaktivität anwenden, sondern bietet lebenslang optimale Trainingsergebnisse. Benutzen Sie das Messgerät und bewältigen Sie den Prozess des Alterns.

**Mit zunehmendem Alter ergeben sich neue Trainingsbedingungen.**

Es ist ganz einfach: Sie müssen sich nur fettarm und ausgewogen ernähren, in den Herzfrequenzzonen trainieren und sich kleine Ziele stecken, die Sie nacheinander erreichen können. An oberster Stelle steht dabei, die eigene Gesundheit durch Beobachtung und Messung zu kontrollieren. Entwerfen Sie sich ein persönliches Programm. Planen Sie Ihr Training und zeichnen Sie Ihre Trainingseinheiten auf. Nehmen Sie Ihre Gesundheit in die Hand. Nun sind wir am Ende des Buches angelangt. Doch für Sie markiert es einen Umbruch, einen Neubeginn, eine Revolution für Gesundheit, Wohlbefinden und Fitness. Stellen Sie sich an die Spitze dieser Revolution, die einen neuen Weg der Fitness geht, der auf Kreativität, Individualität und Planung beruht. Finden Sie heraus, was Ihnen Spaß macht und setzen Sie dies in Ihrem Leben um. Dann werden Sie dauerhaft fit und gesund.

# Anhang

## Das Herzfrequenzmessgerät

Noch vor zehn Jahren wurden Herzfrequenzmessgeräte nur von wenigen Spitzensportlern benutzt. Doch inzwischen stehen preiswerte Messgeräte nicht nur Athleten, sondern allen fitnessbegeisterten Sportlern zur Verfügung.

Drahtlose Herzfrequenzmessgeräte bestehen gewöhnlich aus zwei Komponenten: einem Brustgurt mit integriertem Sender, der die elektrischen Impulse des Herzens aufnimmt und überträgt und einem Empfänger in Form eines am Handgelenk zu befestigenden Monitors, der die elektrischen Impulse aufzeichnet.

### Die Grundausstattung

Am gängigsten sind Monitore mit kontinuierlicher Ermittlung der Herzfrequenz. Sie zeigen die Herzfrequenz an – in der Regel in digitaler Großanzeige.

### Zusatzfunktionen

Monitore mit den Zusatzfunktionen einer Uhr, wie Zeit- und Datumsangabe, sind besonders beliebt, da hierdurch das gleichzeitige Tragen eines Monitors und einer Uhr vermieden wird.

Beliebt sind auch Monitore mit programmierbaren Herzfrequenzzonen. Mit Ihnen können Sie spezielle Zonen vorgeben. Wenn Ihre Frequenz ober- oder unterhalb der eingestellten Zonenwerte liegt, ertönt entweder ein Warnsignal oder es erscheint ein Hinweiszeichen auf der Anzeige.

Memory- oder Rückruf-Funktionen sind für Benutzer hilfreich, die ihre Herzfrequenz nicht ausschließlich während des Trainings beobachten wollen.

Eine Recallfunktion kann Ihnen anzeigen, wie viel Zeit Sie in, über und unter der vorgegebenen Zone trainiert haben. Einige teuerere Modelle zeigen darüber hinaus die durchschnittliche Herzfrequenz an. Andere Modelle ermöglichen Zeitintervalle einzeln zu speichern, z. B. in 30-Sekunden-Schritten.

Monitore mit Stoppuhr und Rundenanzeige sind eine Kombination von Sportuhr und Herzfrequenzmessgerät mit Recallfunktion. Durch Druck auf den Rundenknopf nach jedem Durchgang wird es später möglich, sowohl die benötigte Zeit als auch die Herzfrequenz zu ersehen.

Häufig sind Monitore mit Stoppuhrfunktion auch mit einer oder mehreren Zeitintervall-Alarmfunktionen ausgestattet.

### Spezialausstattung

Die meisten Monitore sind wasserdicht, können also auch beim Schwimmen oder bei feuchtem Wetter benutzt werden. Wenn diese Ausstattung für Sie wichtig ist, lesen Sie die Gebrauchshinweise sorgfältig. Auf keinen Fall sollten Sie unter Wasser die Knöpfe des Monitors drücken. Eventuell könnte so Wasser eindringen und die Lebensdauer verringern.

Manche Hersteller bieten spezielle Befestigungssets für das Fahrrad oder andere Fitnessgeräte an.

Die Palette der zum Anschluss an den Computer notwendigen Zusatzausstattungen der Monitore wird zunehmend breiter. Durch Anschlussstücke und geeignete Software können Sie gespeicherte Informationen überspielen und grafisch analysieren. Auf dem Markt sind auch Programme erhältlich, die Ihnen die Übernahme der Herzfrequenz-Aufzeichnungen in Ihr computergespeichertes Trainingstagebuch ermöglichen.

# Glossar

**Abkühlphase:** Die Zeitspanne, in der nach dem Training die Herzfrequenz langsam auf die Ruhefrequenz und die Körpertemperatur auf ihren Ausgangswert zurückkehren.

**Aerob:** Ein Training, das so locker ist, dass man nicht außer Atem kommt; die Belastung ist nur so hoch, dass die Muskeln stets mit Sauerstoff versorgt sind. Man kann sich während des Trainings mühelos unterhalten.

**Anaerob:** Der entgegengesetzte Begriff zu aerob. Die Belastung ist so hoch, dass die Muskeln über ihre normale Kapazität hinaus belastet und nicht ausreichend mit Sauerstoff versorgt werden. Bei dieser Trainingsintensität wird der Körper überlastet; sie ist nur begrenzte Zeit durchführbar.

**Anaerobe Schwelle:** Auch als »Milchsäureschwelle« bzw. »Laktatschwelle« bekannt. Es handelt sich um die Herzfrequenz, bei der die Milchsäure aus dem Muskelstoffwechsel schneller ins Blut freigesetzt wird, als sie vom Körper verwertet werden kann. Diese Frequenz bezeichnet die aerobe Obergrenze.

**Aufwärmphase:** Bewegung vor dem eigentlichen Trainingsprogramm. Erwärmt die Muskulatur und verbessert die Beweglichkeit und beugt damit Verletzungen vor.

**Ausdauer:** Fähigkeit, ein Training ohne Ermüdung lange durchzuhalten.

**Dehydration:** Verlust von Körperflüssigkeiten, insbesondere von Wasser.

**Elektrokardiogramm (EKG):** Ausdruck oder Aufzeichnung der elektrischen Arbeit des Herzmuskels während des Kontraktionsvorgangs.

**Fett:** Nährstoffart, die der Körper als Energiequelle nutzt, aber bei übermäßiger Zufuhr auch als Körperfett speichert.

**Fitness:** Zustand physischen Wohlbefindens und hoher Leistungsfähigkeit, umfasst aerobe Kapazität, Muskelstärke und Beweglichkeit.

**Glukose:** Nährstoffart, die mit dem Blut transportiert wird und zumeist aus aufgenommenem Zucker stammt.

**Glykogen:** Speicherform der Glukose, gewöhnlich in Leber und Muskeln.

**Herzfrequenz:** Zahl oder Frequenz der Kontraktionen des Herzens, die anhand der Pulszahl ermittelt werden kann.

**Herzfrequenzmessgerät:** s. S. 158.

**Intervalltraining:** Trainingsform, bei der sich kurze intensive Trainingsphasen mit Ruhephasen abwechseln.

**Kardial:** Den Herzmuskel betreffend.

**Maximale Sauerstoffaufnahme:** Messwert für die Menge an Sauerstoff, die der Körper innerhalb einer vorgegebenen Zeit aufnehmen kann. Eine hohe maximale Sauerstoffaufnahme ist gleichbedeutend mit einem hohem Grad an Fitness.

**Milchsäure:** Stoff im Blut, der sich als Folge körperlicher Anstrengung ansammelt. Hohe Milchsäurespiegel im Blut vermindern die Fähigkeit des Körpers, Muskeln zu kontrahieren und stören die Fettverbrennung und Enzymaktivität.

**Puls:** Welle als Folge des Blutflusses in den Schlagadern. Hervorgerufen durch Kontraktion des Herzens, aufgezeichnet zur Ermittlung der Herzfrequenz. Der Pulsschlag misst den biomechanischen Blutfluss eines jeden Herzschlags.

**Risikofaktor:** Ereignisse oder Verhaltensweisen, die mit einem erhöhten Erkrankungsrisiko behaftet sind. Koronare Risikofaktoren erhöhen das Risiko einer Herzerkrankung.

**Ruheherzfrequenz:** Anzahl der Kontraktionen des Herzens pro Minute, während ruhigem und entspanntem Sitzen.

**Schlagvolumen:** Blutmenge oder -volumen, das von der Herzkammer (Ventrikel) bei jeder Kontraktion gefördert wird.

**Schwelle:** Minimale Aktivität, die zum Auslösen einer bestimmten Antwort erforderlich ist.

**Trainingszone:** Bereich von Herzfrequenzen, in dem trainiert wird.

**Übergewicht:** Ein Übermaß an körpereigenem Fettgewebe; normal ist ein Fettgewebe-Anteil von 30 Prozent vom Körpergewicht bei Frauen und 20 Prozent bei Männern.

**Übermäßiges Training:** Training im Exzess, jenseits eines Maßes, das der Körpergesundheit dient. Das Verletzungs- und Erkrankungsrisiko erhöht sich stark.

# Register